LEXIKON DER KOSMETISCHEN
ROHSTOFFE

W0179027

LEXIKON DER KOSMETISCHEN ROHSTOFFE

Nachschlagewerk für selbst hergestellte Kosmetik

Brigitte Bräutigam

Bibliografische Informationen Der Deutschen Bilbilothek:
Die Deutsche Bibliothek verzeichnet diese Publikation in der
Deutschen Nationalbibliografie; detaillierte bibliograische Daten
sind im Internet über http://dnd.ddb.de abrufbar

Impressum

© 2010 Brigitte Bräutigam

Herstellung und Verlag: Books on Demand GmbH, Norderstett

ISBN: 9783839131367

Covergestaltung und Layout: Brigitte Bräutigam

Coverfoto: Gesundes Öl-flüssiges Gold © emmi - Fotolia.com

Grafik S. 17, 27, 53, 59, 71, 81, 89, 113, 119, 123, 131, 139, 145, 153, 159: Floral abstract background, vektor © Tolchik - Fotolia.com

Haftungsausschluss

Inhaltsverzeichnis

Vorwort

Kosmetik selbst herstellen ist ein wundervolles, kreatives Hobby. Seit Anfang der 90er Jahre hat sich die Anzahl der Kosmetikrohstoffe für den Hobbybereich vervielfacht. Dabei den Überblick zu behalten, ist nicht leicht. Vor allem Anfänger stellen sich oft die Frage, was sich hinter den manchmal seltsamen Bezeichnungen verbirgt. Was sind z.B. Ectoin, Sodium PCA, Isopropylmyristat und Rokonsal? Woher kommen diese Stoffe, wie werden sie hergestellt, wie dosiert und verarbeitet? Gibt es zwischen den Stoffen Wechselwirkungen und Unverträglichkeiten? Welche Stoffe sollten besser nicht kombiniert werden?

Dieses Lexikon beantwortet Ihnen alle diese Fragen in über 300 Rohstoffportraits. Lernen Sie die verschiedenen Rohstoffgruppen kennen. Erfahren Sie, was Tenside und Emulgatoren gemeinsam haben und was sie unterscheidet, wie Pflanzenöle zusammengesetzt sind, was man unter Gelbildner versteht und welchen Einfluss ätherische Öle auf Haut und Psyche haben.

Als ich vor 18 Jahren meine ersten Cremes selbst herstellte, waren die Informationen zu den Rohstoffen nicht sehr üppig und dazu noch auf viele Hobbythekbücher verteilt. Oft stand ich verzweifelt vor meinem Bücherregal und wusste nicht, wo ich die Suche nach einem bestimmten Rohstoff beginnen sollte. Aus diesem Umstand heraus konzipierte ich etwa Mitte der 90er Jahre mein erstes privates Rohstofflexikon. Im Laufe der Jahre lernte ich viele neue Stoffe kennen und schätzen. Unermüdlich recherchierte ich im Internet und studierte unzählige Produktdatenblätter der Hersteller. Daraus entstand ein umfangreiches Nachschlagewerk, das ich heute in meiner Rührküche nicht mehr missen möchte.

Vielleicht geht es Ihnen genau so, wenn Sie dieses Buch gelesen haben. Ich wünsche Ihnen viel Freude, viele neue Erkenntnisse und viel Erfolg beim Mixen Ihrer Cremes und Lotionen.

Herzlichst Ihre

Brigitte Bräutigam

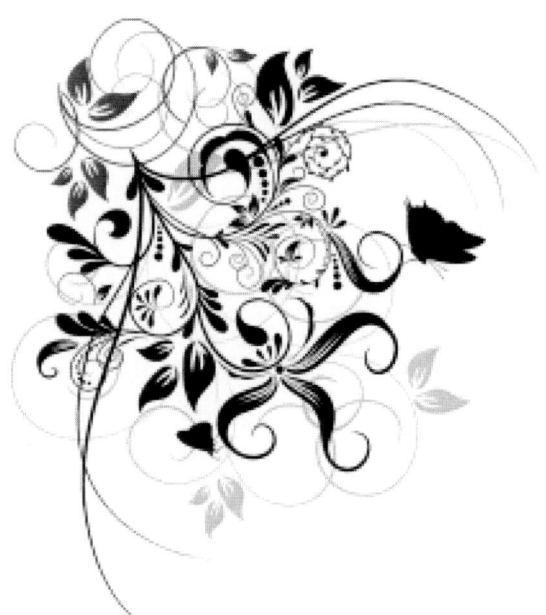

Rohstoffgruppen

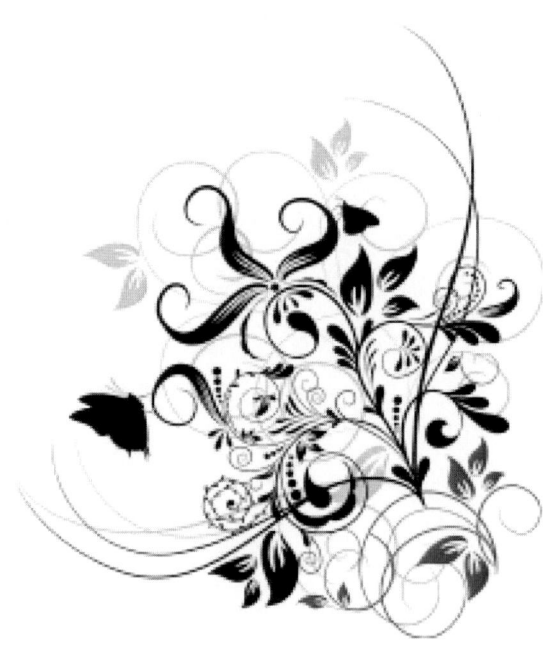

Pflanzenöle

Pflanzenöle werden aus Ölsaaten und -früchten durch Auspressen gewonnen. Chemisch sind Pflanzenöle Ester des Glycerols mit meist drei Fettsäuren. Man spricht daher auch von Triglyceriden. Die Fettsäuren setzen sich im Wesentlichen aus Öl-, Linol-, Palmitin-, Stearin-, alpha- und gamma-Linolensäure in unterschiedlichem Verhältnis zusammen. Vitamine, Provitamine, Carotinoide und Phytosterole bilden die so genannten Fettbegleitstoffe. Fettsäuren unterscheiden sich durch die Anzahl der C-Atome (Kettenlänge) und der Anzahl der möglichen Doppelbindungen. Fettsäuren werden in kurzkettige (bis sieben C-Atome), mittelkettige (acht bis zwölf C-Atome) und langkettige (über zwölf C-Atome) Fettsäuren eingeteilt. Sie weisen in der Regel eine gerade Anzahl an Kohlenstoffatomen auf und sind unverzweigt. Bei Fettsäuren mit Doppelbindungen spricht man von ungesättigten Fettsäuren. Liegt eine Doppelbindung vor, handelt es sich um einfach ungesättigte Fettsäuren. Bei mehreren Doppelbindungen spricht man von mehrfach ungesättigten Fettsäuren. Je ungesättigter die Fettsäuren sind, desto leichter reagieren sie mit Luftsauerstoff, sie oxidieren (werden ranzig). Ranzige Öle weisen eine hohe Peroxidzahl auf, die sowohl in der Ernährung als auch in der Hautpflege zu gesundheitlichen Beeinträchtigungen führt. Pflanzenöle sind eine wichtige Komponente in naturkosmetischen Zubereitungen, da sie dem Sebum der Haut sehr ähnlich sind.

Was sagt die Fetteigenschaft aus? Die Begriffe »nicht trocknend«, »halb trocknend« und »trocknend« haben nichts mit »Trockenheit« zu tun. Sie beschreiben die Fähigkeit eines Öls, wie schnell oder langsam es unter Sauerstoffeinfluss verharzt (trocknet). Die Jodzahl gibt Auskunft, ob ein Öl schnell oder langsam trocknet. Liegt die Jodzahl unter 100, ist es nicht trocknendes Öl. Diese Öle bilden meist einen leichten Schutzfilm auf der Haut. Bei Ölen mit einer Jodzahl über 170 handelt es sich um trocknende Öle. Sie ziehen gut ein und wirken nicht filmbildend. Jodzahlen zwischen 100 und 170 zeichnen halbtrocknende Öle aus.

Was sagt die Spreiteigenschaft aus? Anhand dieser Angabe können Sie erkennen, wie schnell sich ein Öl auf der Haut ausbreitet und wie schnell ein Glättegefühl wahrgenommen wird. Langsam spreitende Öle breiten sich nur zögerlich auf der Haut aus und erzeugen ein lange anhaltendes Glättegefühl, das allerdings nicht sehr intensiv ausgeprägt ist. Diese Öle können daher sehr gut in Augencremes eingesetzt werden, da sie nicht in die empfindlichen Schleimhäute kriechen. Emulsionen mit vorwiegend langsam spreitenden Ölen lassen sich nicht optimal verteilen. Schnell spreitende Öle erzeugen ein schnelles, intensives Glättegefühl, das jedoch nicht lange anhält. Sie tragen maßgeblich dazu bei, dass sich Emulsionen besser verteilen lassen und vermitteln ein leichtes, nicht fettiges Hautgefühl. Eine Creme, die ausschließlich schnell spreitende Öle enthält, wirkt auf der Haut eher »trocken«. Mittel spreitende Öle füllen die Lücke zwischen den Schnell-

und den Langsamspreitern. Sie erzeugen ein angenehmes Glättegefühl und ziehen gut ein. Eine ausgewogene Emulsion mit guter Verteilbarkeit und angenehmen Hautgefühl enthält aus jeder Gruppe mindestens ein Öl.

Mazerate / Wirkstofföle

Der Begriff »Mazerat« wird vom lateinischen macerare abgeleitet und bedeutet »einweichen«. Er beschreibt ein physikalisches Verfahren, bei dem Stoffe eine gewisse Zeit in einer Flüssigkeit, die als Lösungsmittel dient, liegen. Durch diesen Prozess werden Inhaltsstoffe aus dem Material gelöst und gehen in das Lösungsmittel über. Das Lösungsmittel kann wässrig, alkoholisch oder ölig sein, je nach dem, ob vorwiegend wasserlösliche oder öllösliche Inhaltsstoffe gelöst werden sollen. Bei den im Lexikon aufgeführten Mazeraten handelt es sich um ölige Pflanzenauszüge. Sie werden meist aus angetrockneten oder getrockneten Pflanzenteilen mit unterschiedlichen Trägerölen gewonnen. Mazerate dienen in kosmetischen Produkten als Wirkstoffe und werden nicht mit der Fettphase erhitzt, um die wertvollen Inhaltsstoffe nicht zu zerstören. Geben Sie Mazerate entweder in die bereits geschmolzene Fettphase oder bei ca. 30°C in die fertige Emulsion.

Emulgatoren

Emulgatoren gehören chemisch zur Gruppe der Tenside. Es sind Stoffe mit einem hydrophilen (wasserliebenden) und einem lipophilen (fettliebenden) Teil. Durch diese Struktur können sie Wasser und Öl, die normalerweise nicht mischbar sind, zu einer homogenen Emulsion verbinden. In kosmetischen Produkten werden unterschiedliche Arten von Emulgatoren verwendet. Natürliche, halbsynthetische und synthetische. Zu den natürlichen Emulgatoren zählt Phosphatidylcholin in Form von Lecithin. Es bildet so genannte Doppelmembrane aus, die als natürlicher Emulgator auch in der Haut vorhanden sind. Lecithine gehören deshalb zu den hautverträglichsten Emulgatoren. Zu den halbsynthetischen zählen Emulgatoren, die aus natürlichen Stoffen gewonnen werden. Die Grundlage für unsere modernen, milden Emulgatoren bilden in der Regel Mono- und Diglyceride aus Pflanzenfettsäuren, Glucose, Ester aus Zitronensäure und verschiedene Fettalkohole. Die synthetischen Emulgatoren werden meist aus Polyethylenglykolen (PEG) hergestellt. PEG-basierende Emulgatoren machen die Haut durchlässiger und können den TEWL erhöhen. Sie werden in Naturkosmetik nicht eingesetzt. Im Lexikon sind trotzdem zwei dieser Emulgatoren beschrieben, weil der eine ein hervorragender Badeemulgator ist und der andere ein ausgezeichneter Emulgator für ätherische Öle in wässrigen Lösungen.

Konsistenzgeber

Als Konsistenzgeber werden Lipide bezeichnet, die einen höheren Schmelzpunkt aufweisen. Dazu zählen alle Pflanzenbutter (außer hydrierte und teilhydrierte »Butter«) und feste Wachse. Konsistenzgeber bestehen vor-

wiegend aus gesättigten Fettsäuren, Wachsestern und / oder Wachsalkoholen. Mit diesen Stoffen steuern wir die Viskosität der Emulsionen.
Ein geringer Wachszusatz in einer Emulsion hat leicht okklusive Eigenschaften und kann den TEWL verringern. Aufgrund ihrer spezifischen
Beschaffenheit kann ein Konsistenzgeber nicht grundsätzlich gegen einen
anderen ausgetauscht werden. Sie lassen sich jedoch problemlos kombinie-
ren. Wobei die Wachse immer geringer dosiert werden als die Buttern.

Gelbildner

Gelbildner sind Stoffe, die ein Netzwerk aufbauen, um Flüssigkeit zu binden.
Sie werden in Emulsionen und Suspensionen eingesetzt um deren Viskosität zu verbessern. Man findet sie in kosmetischen Mitteln, wie Cremes,
Lotionen, Deo Roll-ons, Duschgelen usw. Eine ganze Reihe der Verdickungsmittel gehören zur Stoffgruppe der Polysaccharide. Sie sind pflanzlicher /
natürlicher Herkunft und werden aus Algen, Holz, dem Saft von Bäumen,
Fruchtkernen, Blättern und mit Hilfe von bestimmten Bakterien gewonnen. Sie bilden meist eine schleimige, gelartige Masse aus, man nennt sie
daher auch Schleimbildner. Die Nachteile dieser natürlichen Makromoleküle
sind ihre starke Anfälligkeit gegen Schimmelbefall, sowie ihr von Ernte zu
Ernte schwankendes Quellvermögen. Zur Gruppe der halbsynthetischen
Gelbildner zählen Cellulose und deren Derivate. Die wichtigsten Vertreter
der anorganischen, mineralischen Gelbildner sind Kieselsäure und Bento-
nit. Die bekanntesten synthetischen Gelbildner sind Polyacrylsäure, Polyvinylalkohol und Polyvinylpyrrolidon. Der große Vorteil von Polyacrylsäure
besteht darin, dass sie nahezu rückstandsfrei trocknet. Deshalb findet sie
vorwiegend Einsatz in Haar- und Aftershave-Gelen. Polyvinylalkohol und
Polyvinylpyrrolidon werden u.a. in Kombination als Filmbildner in Haarsprays verwendet.

Wirkstoffe

In der Hautpflege sind kosmetische Wirkstoffe mindestens ebenso wichtig,
wie die Grundlage selbst. Zu den wichtigsten Wirkstoffen zählen
Hydratisierer, Proteine, Liposome, Unverseifbares aus Pflanzenölen,
Sonnenschutzfilter und Vitamine. Letztere sind im Lexikon der besseren
Übersicht wegen gesondert aufgeführt. Die meisten Wirkstoffe sind wasserlöslich, einige sind öllöslich. Die am häufigsten eingesetzten Wirkstoffe
in kosmetischen Formulierungen sind die Feuchthaltemittel. Eine Creme
ohne diese Stoffe würde kein Wasser in die Haut transportieren, es würde
an der Hautoberfläche verdunsten.

Vitamine

Vitamine sind nicht nur in der Ernährung wichtig und wertvoll, sondern
auch in der Körperpflege. Sie schützen, pflegen und helfen Haut und Haar
wieder gesund und kräftig zu werden. Zu unterscheiden sind fettlösliche
und wasserlösliche Vitamine. Die fettlöslichen Vitamine können entweder

in isolierter Form oder durch geschickte Auswahl kaltgepresster, nativer
Pflanzenöle der Haut zugeführt werden. Mit wasserlöslichen Vitaminen
wird ein gutes Pflegeprodukt sinnvoll ergänzt.

Fluids HT

Fluids sind Mikroemulsionen. Sie bestehen aus einer wässrigen Phase, einer öligen Phase und Lecithin als Emulgator. Sie erhöhen die Hautdurch-
lässigkeit und können so Wirkstoffe in die Haut einbringen. Die Stoffe
werden unter extrem hoher Geschwindigkeit verarbeitet. Sie sind wesentlich stabiler als Liposome. Diese besonderen Emulsionen sind wasserlöslich
und milchig weiß oder gelblich, je nach Farbe des öligen Ausgangsstoffes.
Fluids werden grundsätzlich nur in wässrigen Zubereitungen verwendet.
Sie werden der wässrigen Formulierung ohne Zugabe von Emulgatoren
zugefügt. Fluids können in Gesichtswässer, Rasierwässer, Körpertonics, Haarwässer, Gele usw. eingearbeitet werden.

Kräuterextrakte

Kräuterextrakte sind alkoholisch-wässrige Mazerate. Als Lösungsmittel
werden meist verschiedene Alkohole wie z.b. Weingeist, Isopropylalkohol,
Propylenglykol, Glycerin verwendet und mit Wasser auf ca. 50 bis 70 Vol. %
verdünnt. Kräuterextrakte und Tinkturen können in kosmetischen Produkten zwei Funktionen erfüllen. Sie reichern Emulsionen mit den Wirkstoffen der Pflanzen an und können gleichzeitig als Konservierungsmittel
angerechnet werden. Die meisten Kräuterextrakte sind braun oder grün
und färben die Emulsion entsprechend. Auf die korrekten INCI-Bezeich-
nungen habe ich hier verzichtet, da Kräuterextrakte mit unterschiedlichen
Lösungsmitteln im Handel erhältlich sind.

Hydrolate

Hydrolate entstehen als Nebenprodukte bei der Herstellung ätherischer
Öle. Hydrolate enthalten die wasserlöslichen Wirkstoffe der Pflanzen und
ca. 0,1 bis 0,5 % ätherisches Öl. Hydrolate duften zarter und meist auch
etwas anders, als das ätherische Öl. Hydrolate sind nicht lange haltbar, deshalb werden sie oft mit Alkohol oder anderen Konservierungsstoffen konserviert. Die im Handel erhältlichen »Duftwässer« sind leider nicht alles
echte Hydrolate. Manchmal steht neben der Artikelbezeichnung der Ver-
merk »nach DAB« (Deutsches Arzneimittelbuch). Diese Wässer sind keine
Pflanzendestillate, sondern mit Duftöl verschütteltes destilliertes Wasser.
Dieser Duft kann reines ätherisches Öl sein aber auch ein naturidentischer
oder rein synthetischer Duftstoff.

Alkohole

Alkohole sind sauerstoffhaltige organische Verbindungen, die sich von
Kohlenwasserstoffen ableiten. Es sind mehr oder weniger flüchtige Flüssig-
keiten, die unterschiedlich schnell verdunsten. Alkohole dienen in der Kos-

metik als Lösungsmittel z.B. für ätherische Öle und als Auszugsmittel für Kräuterextrakte. Wegen ihrer desinfizierenden Wirkung können sie auch als Konservierungsmittel eingesetzt werden. Neben dem teuren, reinen Weingeist werden auch billigere, denaturierte Alkohole angeboten. Denaturierung bedeutet, dass dem Alkohol (Ethanol, Trinkalkohol) ein Stoff zugefügt wurde, um ihn ungenießbar zu machen. Dadurch entfällt die hohe Branntweinsteuer. In Deutschland sind u.a. folgende Stoffe zugelassen: Schellack, Fichtenkolophonium, Phthalsäurediethylester, Thymol, Diethylether und tert-Butanol in Verbindung mit Isopropanol oder Denatoniumbenzoat. Nicht alle gelten als harmlos. Meines Wissens gibt es keine Vorschrift, dass das Vergällungsmittel auf dem Etikett genannt werden muss. Das führt dazu, dass man nicht weiß, womit der Alkohol vergällt wurde. Wenn Sie sicher sein wollen, dass keine schädlichen Stoffe enthalten sind, greifen Sie lieber zu reinem Weingeist.

Tenside

Tenside sind Stoffe, die die Oberflächenspannung einer Flüssigkeit (z.B. Wasser) oder die Grenzflächenspannung zweier Phasen (z.B. Wasser und Öl) herabsetzen. Sie ermöglichen dadurch die Bildung einer Dispersion. Dies ist möglich, weil Tenside über einen hydrophilen und einen lipophilen Teil verfügen (siehe auch Emulgatoren). Die elektrische Ladung der Teilchen bestimmt die Haupteigenschaften der Tenside. Solche die vorwiegend emulgierend wirken, werden als Emulgatoren bezeichnet. Andere dispergieren, benetzen oder schäumen besser. Hier spricht man von Detergenzien oder Tensiden. Sie bilden mit den Schmutz- / Feststoffteilchen und dem Wasser eine Suspension, indem sich der fettliebende Teil im fetthaltigen Schmutz verankert und der wasserliebende Teil im Wasser bleibt. Es entsteht eine Art Emulsion, die die Schmutzteilchen in der Schwebe hält, so dass sie mit Wasser abgespült werden können.

Anionische Tenside sind im hydrophilen Teil negativ geladen und zeichnen sich durch besonders hohe Reinigungskraft und Schaumbildungsvermögen aus. Haut- und Haaroberfläche haben eine natürliche negative Ladung, so dass die negativ geladenen Tenside von der Oberfläche abgestoßen werden und dabei den Schmutz mitnehmen, in dem sie verankert sind. Zu dieser Gruppe zählen Kalium- und Natriumseife, Lamepon S, Facetensid, Lathanol LAL (SLSA) und Zetesol.

Nichtionische Tenside tragen keine Ladung. Sie zeichnen sich durch gute Hautverträglichkeit aus. Die Schaumbildungs- und Reinigungsleistungen sind geringer ausgeprägt, dennoch unterstützen sie die Waschkraft anderer Tenside und tragen zur Schaumstabilität bei. Sie haben eine gewisse Affinität zu Keratin und wirken dadurch leicht haut- und haarglättend. Nichtionische Tenside werden auch wegen ihrer leicht verdickenden Eigenschaften gerne als Co-Tenside eingesetzt. Zu dieser Gruppe gehören Alkylpolyglucoside (AGP), die Zuckertenside der neuen Generation, wie z.B. Cocos Glucosid und Decyl Glucosid

Amphotere Tenside sind im hydrophilen Teil sowohl negativ, als auch positiv geladen. Sie werden deshalb auch als »zwitterionische« Tenside bezeichnet. Amphotere Tenside gelten als mild reinigend und gut hautverträglich. Sie unterstützen das Reinigungsvermögen und die Schaumstabilität anderer Tenside. Als zwitteronische Tenside wirken sie, je nach pH Wert der Formulierung, in zwei Richtungen. Bei niedrigen pH-Wert der Formulierung wirken sie kationisch, bei einem pH Wert über 7 tritt die anionische Wirkung hervor. Zu dieser Gruppe gehören Betain, Glycintensid und Sanfteen.

Kationische Tenside sind im hydrophilen Teil positiv geladen. Sie gelten allgemein als schleimhautreizend und aggressiv. Kationische Tenside haben ähnliche Eigenschaften wie Quats (quaternäre Ammoniumverbindungen), sie wirken vor allem antistatisch und konditionierend. Ihr Haupteinsatzgebiet sind vor allem Haarkuren und -spülungen oder 2-in-1-Shampoos. Richtige kationische Tenside stehen uns nicht zur Verfügung und es ist auch nicht wünschenswert, diese in Naturkosmetik einzusetzen. Als Alternative Stoffe können z.b. Chitosan, Haarguar und andere Polysaccharide verwendet werden. Für Haarkuren und -spülungen stehen uns Incroquat und Kurquat (Behentrimonium Chloride) zur Verfügung.

Konservierungsstoffe

Konservierungsstoffe sind Substanzen, die mikrobistatisch (wachstumshemmend) oder mikrobizid (keimtötend) wirken. Sie besitzen eine wasserlösliche Seite mit überwiegend lipophilen Charakter. Dadurch sind sie in der Lage, sich an den Zellwänden der Mikroorganismen anzulagern und so deren Nahrungszufuhr zu blockieren. Einige Konservierungsstoffe können auch in die Zellwände eindringen und wichtige Stoffwechselvorgänge der Bakterien zerstören. Dieser amphiphile Charakter der Konservierungsmittel hat aber auch den Nachteil, dass sie in einer Emulsion sehr leicht in die Fettphase wandern. Dadurch kann die Wasserphase nicht mehr ausreichend geschützt werden. Es ist also sinnvoll, darauf zu achten, dass die Konservierungsstoffe immer gut wasserlöslich sind. Dies kann z.b. durch Kombination mit Propylenglykol oder mit Weingeist geschehen. In diesen Alkoholen bleiben amphiphile Konservierungsstoffe besser wasserlöslich. Die Kombination von verschiedenen Konservierungsstoffe hat den Vorteil, dass ein breiteres Keimspektrum abgedeckt und eine Resistenzentwicklung der Keime gegenüber den Konservierungsstoffen minimiert wird.

Ätherische Öle

Sie werden oft als Seele der Pflanzen bezeichnet. Von den ca. 345.000 Pflanzen unserer Erde zählen nur etwa 2.300 zu den ätherische-Öl-Pflanzen. Die meisten enthalten nur ca. 1 bis 3 % ätherische Öle, viele sogar noch weniger. Ätherische Öle sind komplexe chemische Stoffgemische, im Wesentlichen Kohlenwasserstoffe, die der Pflanze den unverwechselbaren Duft verleihen. Jedes ätherische Öl hat unterschiedlich zusammengesetzte Hauptbestandteile, sowie Nebenkomponenten, die eine Synergie mit dem

Hauptwirkstoff eingehen. Diese Duftstoffe sind Stoffwechselprodukte der Pflanzen, die für ihr Überleben notwendig sind. Sie helfen bei der Befruchtung, indem sie Insekten und Bienen anlocken. Sie schützen die Pflanze vor Feinden und Krankheiten. Die Duftstoffe sind je nach Pflanze in unterschiedlichen Pflanzenteilen eingelagert - in Früchten, Fruchtschalen, Blättern, Samen, Blüten, im Holz, in der Wurzel und auch in Harzen.

Am häufigsten gewinnt man ätherische Öle durch Wasserdampf-Destillation. Als Nebenprodukt entstehen die Hydrolate. Die Extraktion durch Lösungsmittel wird bei Harzen und nicht destillierbaren Blüten angewandt. Die Harze werden mit Lösungsmittel vermischt, durch Wärmeeinwirkung extrahiert und filtriert. Durch Destillation wird nun das Lösungsmittel wieder entfernt. Es können Rückstände des Lösungsmittels im Öl zurück bleiben. Die so entstandene Substanz nennt man Resinoid. Bei den nicht destillierbaren Blüten wird ähnlich verfahren. Das Blütenmaterial wird mit Lösungsmittel vermengt und durch Wärmeeinwirkung extrahiert. Anschließend wird durch Destillation das Lösungsmittel wieder »ausgewaschen«. Es entsteht eine farbige, duftende Paste: das Concréte. Dieses wird nun mit Alkohol vermischt, erwärmt und filtriert. Dann wird durch zwei weitere Destillationsvorgänge der Alkohol entfernt. Das Ergebnis ist das Absolue. Die Kaltpressung ist ein sehr schonendes Verfahren und wird bei Zitrusfrüchten (deren Schalen) angewandt. Durch die mechanische Pressung lösen sich nicht nur die ätherischen Öle, sondern auch in der Schale enthaltene Wachse. Die Öle der Zitrusfrüchte werden manchmal auch Essenzen genannt. Die Enfleurage ist wohl die aufwändigste Methode, Düfte zu gewinnen. Sie wird heute nur noch sehr selten angewendet. Glasplatten werden mit Fett (meist Schweinefett) dünn bestrichen und dicht mit Blüten belegt. Nach ca. 12 Std. werden die Blüten wieder abgenommen und durch frische ersetzt. Dieser Vorgang wird bis zu 36 Mal wiederholt. Nun werden die Duftstoffe mit Alkohol aus der so entstandenen Pomade herausgelöst. Der Alkohol wird anschließend verdampft. Und das alles in Handarbeit! Da kann sich jeder vorstellen, dass die so gewonnen Düfte sehr teuer und kostbar sind.

Äterische Öle, die als »naturrein« oder »100% naturrein« bezeichnet werden, dürfen nur aus der Stammpflanze (botanische Bezeichnung) gewonnen worden sein. Steht der Zusatz »DAB« (Deutsches Arzneimittelbuch) auf dem Etikett, wurde das Öl im Labor »nachgebessert«. Einige sehr teure Öle, wie Iriswurzel, Rose, Jasmin, und einige zähflüssige und schwer dosierbare Harze werden auch in Alkoholverdünnung angeboten. Hier muss auf dem Etikett zusätzlich das genaue Verdünnungsverhältnis und das Verdünnungsmittel angegeben sein.

Ätherische Öle sind reine Naturprodukte, deren Duft und Inhaltsstoffe stark schwanken können. Die Ursachen dafür sind u.a. das Anbaugebiet, die Erntezeit, das Ernteverfahren, die Behandlung der Pflanzen bis zur Destillation und vor allem auch die klimatischen Bedingungen eines Jahres.

Ätherische Öle sind hochkonzentrierte Substanzen und dürfen niemals pur (mit ganz wenigen Ausnahmen) auf die Haut aufgetragen werden. Dosieren Sie die ätherischen Öle nicht zu großzügig. Wenn der Pflanze selbst zum Teil winzige Mengen reichen, sollten diese auch für uns genügen.

Für Körperpflegemittel sind folgende Dosierungen ausreichend:

Creme, Körpermilch, Massageöl 0,2 - 1 %

Duschgel, Schaumbad, Shampoo 0,5 - 1 %

Badeöl, Fußbad 1,5 - 2 %

Deodorant 1 - 1,5 %

Sonnenmilch max. 0,2 %

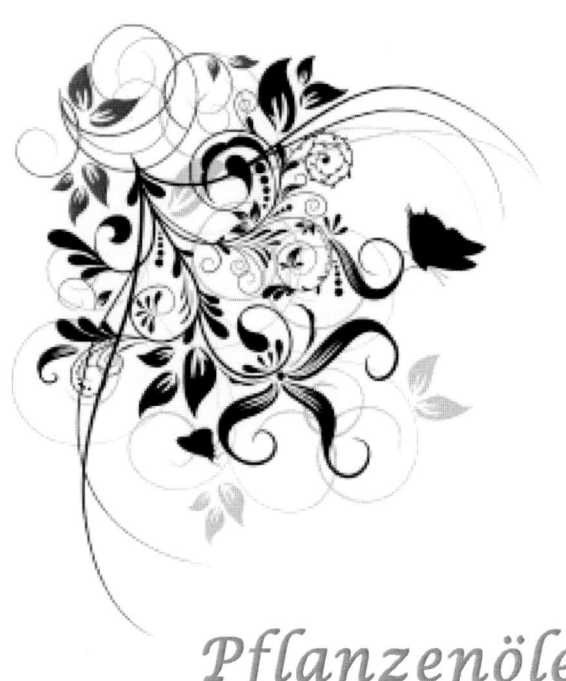

Pflanzenöle

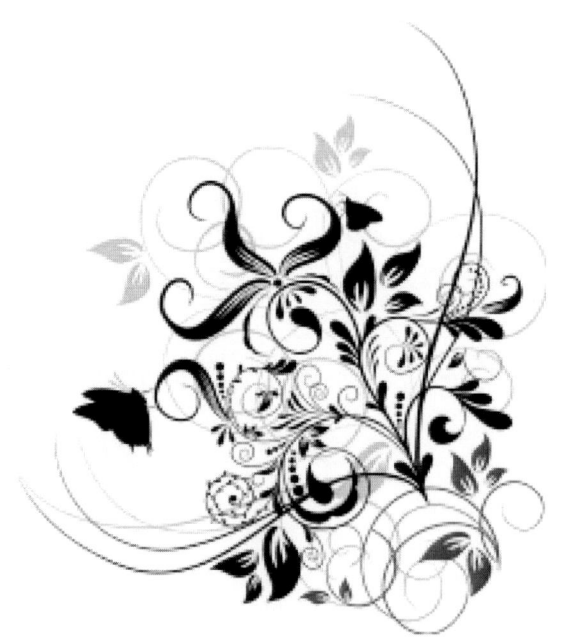

Andirobaöl

CARAPA GUIANENSIS

Der Andirobabaum wächst in Brasilien und gehört zur botanischen Familie der Mahagonigewächse. Ein ausgewachsener Baum liefert ca. 125 kg Samen pro Jahr, aus dem etwa 20 l Öl gewonnen werden können. Das Öl ist milchig-weiß bis gelblich und bei Raumtemperatur dickflüssig bis fest. Es duftet würzig-balsamisch, leicht zimtig und schmeckt bitter. Von den Ureinwohnern Brasiliens wird das Öl traditionell als Massageöl wegen seiner durchblutungsfördernden, schmerzlindernden und antiseptischen Eigenschaften genutzt.

Zusammensetzung: 28 % Palmitinsäure, 1 % Palmitoleinsäure, 8 % Stearinsäure, 50 % Ölsäure, 13 % Linolsäure, 0,5 % alpha-Linolensäure, ca. 5 % Unverseifbares
Fetteigenschaft: nicht trocknend / **Spreiteigenschaft:** mittel
Verwendung: Basisöl; empfindliche, trockene Haut, Mischhaut mit Tendenz zu Unreinheiten, Muskelschmerzen, Muskelkater, Verspannungen, Insektenschutz, Zellulitis

Aprikosenkernöl

PRUNUS ARMENIACA

Die Aprikose stammt ursprünglich aus der Mongolei und China, wird heute jedoch auch in Südeuropa kultiviert. Das Aprikosenkernöl ist dem Mandel- und Pfirsichkernöl ähnlich, sie gehören zur Familie der Rosengewächse. Aus den Kernen der Aprikosen wird ein goldgelbes, mittelviskoses Öl mit feinem Marzipanduft gewonnen. Die raffinierte Qualität ist deutlich heller, dünnflüssiger und fast geruchsneutral. Kaltgepresstes Aprikosenkernöl ist ein gutes Basisöl mit breitem Einsatzspektrum. Es ist mild, zieht gut ein und liegt nicht schwer auf. Dem Aprikosenkernöl werden vielfältige Eigenschaften nachgesagt. Es soll das Gewebe festigen, den Hautstoffwechsel aktivieren, Feuchtigkeit speichern, hautberuhigend wirken und den Teint auffrischen.

Zusammensetzung: 5 % Palmitinsäure, 0,6 % Palmitoleinsäure, 2 % Stearinsäure, 66 % Ölsäure, 26 % Linolsäure, ca. 1 % Unverseifbares, ca. 34 mg / 100 ml alpha-Tocopherol, Spuren von Vitamin A und B, Carotine, Niacin, Folsäure
Jodzahl: 101 / **Fetteigenschaft:** halb trocknend / **Spreiteigenschaft:** mittel
Verwendung: Basisöl; Mischhaut, empfindliche, trockene, spröde und rissige Haut, reife Haut, Für Massageöle, After-Sun Lotionen, für Badeöle und in der Babypflege

Arganöl
ARGIANA SPINOSA

Die Arganie ist in Marokko zuhause. Der Baum wächst nur sehr langsam und kann eine Höhe von bis zu 10 Metern und einen Umfang von bis zu 15 Metern erreichen. Aus den grünen, ovalen Fruchtkernen, die eine Ähnlichkeit mit Oliven haben, wird ein gelbliches Öl gewonnen. Es duftet nussigherb bis scharf-säuerlich. Für 1 l Öl benötigt man 20 bis 30 kg Samenkerne, die kleiner als Sonnenblumenkerne sind. Arganöl gibt es geröstet und ungeröstet. Das Öl aus den gerösteten Samen duftet und schmeckt sehr intensiv. Das Öl aus ungerösteten Samen ist milder in Geruch und Geschmack. Arganöl schützt die Haut vor dem Austrocknen und vor freien Radikalen, verbessert das Feuchthaltevermögen, macht die Haut weich, glatt und geschmeidig, beugt der vorzeitigen Hautalterung vor.

Zusammensetzung: 4 % Myristinsäure, 12 % Palmitinsäure, 6 % Stearinsäure, 45 % Ölsäure, 35 % Linolsäure, vergleichsweise hoher Vitamin E Gehalt von 64 mg / 100 ml, 1,28 % unverseifbare Anteile, Phytosterole *Jodzahl:* 98 / *Fetteigenschaft:* nicht trocknend / *Spreiteigenschaft:* mittel *Verwendung:* Basisöl; reife, trockene Haut, in Anti-Falten-Cremes, bei Hautproblemen wie Neurodermitis, Schuppenflechte, juckende, schuppige Haut und auch bei jugendlicher Akne

Avellanaöl
GEVUINA AVELLANA MOLINA

Avellana, die Chilenische Haselnuss, stammt aus den südlichen Teilen Chiles und Argentiniens. Der immergrüne Baum mit seinen kräftigen, flaumig behaarten Ästen wird bis zu 12 Meter hoch. Seine Blüten sind schneeweiß bis elfenbeinfarben. Die kugelförmigen, hölzernen Steinfrüchte leuchten zuerst korallenrot und werden im reifen Zustand braun oder schwarz. Sie enthalten eine Nuss mit glatter, harter Schale. Traditionell wird das Öl durch Kaltpressung gewonnen. Es ist hellgelb und duftet nussig-holzig. Avellanaöl fällt durch seinen hohen Gehalt an Palmitoleinsäure auf, die einen positiven Einfluss auf sehr trockene, reife Haut hat. Es soll kurzwelliges UV-Licht absorbieren und nur die bräunende, nicht schädigende Strahlung passieren lassen. Es wirkt straffend auf das Bindegewebe und festigt die kollagenen Fasern in der Haut. Das Öl wird gut von der Haut aufgenommen und hinterlässt ein zartes, weiches Hautgefühl. Avellanaöl ist durch seinen hohen Gehalt an Vitamin E sehr stabil gegen Oxidation. Avellanaöl weist ein völlig anderes Fettsäurespektrum auf, als das europäische Haselnussöl.

Zusammensetzung: 2 % Palmitinsäure, 24 % Palmitoleinsäure, 0,5 % Stearinsäure, 29 % Ölsäure, 9 % Linolsäure, 8 % Behensäure, ca. 130 mg / kg alpha-Tocopherol

Jodzahl: 87 / *Fetteigenschaft:* nicht trocknend / *Spreiteigenschaft:* mittel
Verwendung: Basisöl; sehr trockene, reife Haut, empfindliche Haut, bei
Hautproblemen wie Neurodermitis und Schuppenflechte, in
Sonnenschutzprodukten

Avocadoöl

PERSEA GRATISSIMA

Die Avocado stammt ursprünglich aus Zentralamerika und wird heute vorwiegend im Mittelmeerraum, im Süden der USA und im südlichen Afrika
kultiviert. Avocadoöl wird aus der reifen Frucht durch Kaltpressung gewonnen. Es ist dunkelgrün, etwas dickflüssig. Der Geruch ist charakteristisch
und sehr dominant. Er tritt auch in Emulsionen deutlich hervor. Auffällig
sind der hohe Palmitoleinsäuregehalt, der hohe Lecithin- und
Phytosteringehalt. Es gilt als sehr hautpflegend, besitzt ein gutes Spreit-
vermögen und wird schnell von der Haut aufgenommen. In Emulsionen
wirkt es leicht konsistenzgebend und leicht emulgierend. Avocadoöl hat
hautglättende, regenerierende Eigenschaften.

Zusammensetzung: 18 % Palmitinsäure, 7 % Palmitoleinsäure, 1 %
Stearinsäure, 60 % Ölsäure, 13 % Linolsäure, Lecithin, Squalan, ca. 2 bis 4
% unverseifbare Anteile (Phytosterine), hoher Vitamin Gehalt, besonders
die Vitamine A, B, D und E, Carotinoide
Jodzahl: 80 / *Fetteigenschaft:* nicht trocknend / *Spreiteigenschaft:* mittel
Verwendung: Basisöl; trockene, reife, empfindliche Haut, geschädigte Haut,
schuppige Haut, bei Hautproblemen wie Neurodermitis, Schuppenflechte

Babassuöl

ORBIGNYA PHALERATA

Babassu ist eine Palmenart, die in Brasilien beheimatet ist. Die Nüsse enthalten ca. 50 % Öl, das durch mechanisches Pressen gewonnen wird. Das
kaltgepresste, unraffinierte Öl ist goldgelb mit intensiv schmalzig-vanilligem
Duft, der an frisch gebackene Krapfen erinnert. Dieser intensive Geruch
kommt auch in Emulsionen deutlich zur Geltung. Die raffinierte Qualität ist
klar bis leicht gelblich und duftet dezent schmalzig-fettig. Es enthält hohe
Anteile Laurinsäure, die es bei Raumtemperatur erstarren lassen. Babassuöl
ist gut erhitzbar und in der Zusammensetzung dem Kokosöl ähnlich. Obwohl
es sehr reichhaltig ist, fühlt es sich auf der Haut jedoch leichter an. Weshalb
es oft bei fetter Haut empfohlen wird. Es zieht gut ein, bindet Feuchtigkeit
in der Haut, hat leicht kühlende Effekte und hinterlässt keinen Fettglanz. Es
kann sehr gut als Ersatz für Kokosöl verwendet werden.

Zusammensetzung: 50 % Laurinsäure, 20 % Myristinsäure, 12 % Ölsäure,
7 % Caprylsäure, 11 % Caprinsäure, 7 % Palmitinsäure, 3 % Stearinsäure, 1 % Linolsäure, ca. 1 % Unverseifbares

Jodzahl: 15 / *Fetteigenschaft:* nicht trocknend / *Spreiteigenschaft:* schnell
Verwendung: Basisöl; für jede Haut, besonders für feuchtigkeitsarme Haut,
fette Haut mit Unreinheiten, spröde, schuppige Haut, empfindliche Haut

Borretschsamenöl

BORAGO OFFICINALIS

Die blau blühende Borretschpflanze stammt ursprünglich aus dem Mittelmeerraum. Die Hauptanbaugebiete sind heute jedoch Frankreich, Spanien,
die Niederlande und Lateinamerika. Aus den Samen wird ein gelbliches,
klares Öl gewonnen. Borretschöl enthält von allen bisher untersuchten
Pflanzenölen den größten Anteil an gamma-Linolensäure, die bis zu 21 %
enthalten sein kann. Aufgrund des hohen Gehalts an mehrfach ungesättigten Fettsäuren ist das Öl nur sehr kurz haltbar (ca. 10 bis 12 Wochen).
Daher wird es meist raffiniert angeboten. Wenn Sie dennoch die kaltgepresste Variante vorziehen, kaufen Sie nur kleine Gebinde oder greifen auf
Borretschölkapseln zurück. Das Öl darf nicht erhitzt werden, geben Sie es
immer in die handwarme Emulsion. Borretschsamenöl hat stark
haurtregenerierende Eigenschaften, reguliert den Feuchtigkeitshaushalt,
lindert Juckreiz und schützt vor freien Radikalen.

Zusammensetzung: 11 % Palmitinsäure, 4 % Stearinsäure, 16 % Ölsäure,
38 % Linolsäure, 21 % gamma-Linolensäure, ca. 1 % unverseifbare
Anteile
Jodzahl: 141 / *Fetteigenschaft:* halb trocknend / *Spreiteigenschaft:*
langsam
Einsatzmenge: 10 bis 20 % in des Ölanteils oder 1 bis 5 % der Gesamtmenge
Verwendung: Wirkstofföl; extrem trockene, rissige, empfindliche und
schuppige Haut, Schuppenflechte, Neurodermitis, in Anti-Aging-Cremes

Calophyllumöl

CALOPHYLLUM INOPHYLLUM

Der Calophyllumbaum, auch Tamanubaum genannt, ist in Afrika, Ostindien
bis Polynesien weit verbreitet. Der immergrüne Baum kann bis zu 15 m
hoch werden. Er trägt 3 bis 4 cm große Früchte, die gelb gefärbt sind und
ähnlich wie Äpfel schmecken. Aus den glatten, kugeligen Nüssen wird ein
dunkelgrünes, bis bräunliches Öl gewonnen. Es duftet intensiv würzig, ein
bisschen wie Maggikraut. Calophyllumöl ist unter den Pflanzenölen eine
Besonderheit. Es enthält bis zu 20 % verschiedene Cumarine, Harze und
Säuren, wie Costanolid, Inophyllum P. und Calophyllsäure mit antibakteriel-
ler, entzündungshemmender und antiviraler Wirkung. Es stimuliert das
Immunsystem und die Selbstheilungskräfte.

Zusammensetzung: 12 % Palmitinsäure, 19 % Stearinsäure, 45 % Ölsäure,
20 % Linolsäure
Jodzahl: 90 / *Fetteigenschaft:* nicht trocknend / *Spreiteigenschaft:* mittel

Einsatzmenge: 3 bis 10 % in des Ölanteils oder 0,5 bis 2 % der Gesamtmenge
Verwendung: Wirkstofföl; in Salben und Cremes bei Akne, eitrigen und bakteriellen Hautentzündungen, in Massageölen bei rheumatischen Beschwerden

Camelliaöl / Teesamenöl
CAMELLIA OLEIFERA

Der Teestrauch ist vorwiegend in Asien beheimatet. Es gibt etwa 300 verschiedene Arten, darunter auch viele Ziersträucher. Die bekannteste Art ist die Camellia sinensis, die für die Teeproduktion angebaut wird. Die Camellia oleifera wird vorwiegend zur Ölgewinnung genutzt. Aus den Fruchtsamen gewinnt man ein nahezu geruchloses, gelbliches Öl. Das Fettsäurespektrum ähnelt dem des Olivenöls.

Zusammensetzung: 80 % Ölsäure, 8 % Linolsäure, 9 % Palmitinsäure, 1 % Stearinsäure, Vitamin E.
Jodzahl: 84 / *Fetteigenschaft:* nicht trocknend / *Spreiteigenschaft:* mittel
Verwendung: Basisöl; trockene, reife, empfindliche Haut, in Kälteschutzcremes, als Zusatz zu Massageölen, bei Hautirritationen und in Augenpflegecremes

Distelöl / Färberdistelöl
CARTHAMUS TINCTORIUS

Die Färberdistel gehört zur Familie der Korbblütengewächse. Ihre natürliche Verbreitung reicht von Ägypten bis Mitteleuropa. Die Blütenblätter enthalten den Farbstoff Chartamin, der in Ägypten schon 3500 v.Chr. zum Färben von Stoffen verwendet wurde. Die Samen enthalten etwa 25 bis 35 % Öl, das wegen seiner hohen Anteile an mehrfach ungesättigten Fettsäuren vor allem in der Küche sehr geschätzt wird. Mit fast 80 % Linolsäure weist es den höchsten Linolsäuregehalt unter den Pflanzenölen auf. Dennoch ist es relativ stabil und kann bis zu 12 Monaten gelagert werden. Distelöl ist dünnflüssig, hat eine kräftige, goldgelbe Farbe und ist mildnussig im Geschmack. In Kosmetika wird es häufig als mattierendes Öl bei fetter Haut empfohlen.

Zusammensetzung: 6 % Palmitinsäure, 2 % Stearinsäure, 10 % Ölsäure, 79 % Linolsäure, 0,5 % alpha-Linolensäure u.a., ca. 1 % unverseifbare Anteile, Vitamin E und A, Squalan
Jodzahl: 145 / *Fetteigenschaft:* halb trocknend / *Spreiteigenschaft:* langsam
Verwendung: Basisöl; fette Haut mit Akne, normale Haut mit Neigung zu Entzündungen, Mischhaut mit öliger Tendenz, als Rückfetter in Duschgels, in Augenpflege- und Abschminkprodukten

Erdnussöl

ARACHIS HYPOGAEA

Die Erdnuss ist botanisch eine Hülsenfrucht (Fabaceae; Hülsenfrüchtler) und keine Nuss im eigentlichen Sinne. Sie stammt ursprünglich aus den Anden Südamerikas und wird heute weltweit in warmen Gebieten angebaut. Nach der Ernte werden die fettreichen Früchte ca. 2 bis 4 Wochen getrocknet, anschließend geschält und gepresst. Aus 100 kg Erdnüssen, die ca. 30 kg Schalen und 70 kg Samen enthalten, können etwa 34 kg Öl gewonnen werden. Erdnussöl ist dickflüssig, klar und leicht gelblich mit dem typischen nussigen Geruch und Geschmack. Die raffinierte Qualität ist fast geruchsneutral und deutlich heller in der Farbe. Das etwas zähflüssige Öl wird nur langsam von der Haut aufgenommen und hat ausgezeichnete Gleiteigenschaften. Dies macht es zu einem guten Basisöl für Massagen.

Zusammensetzung: 10 % Palmitinsäure, 3,1 % Stearinsäure, 55 % Ölsäure, 25,3 % Linolsäure, 1,3 % Arachinsäure, 2,4 % Behensäure
Jodzahl: 93 / ***Fetteigenschaft:*** nicht trocknend / ***Spreiteigenschaft:*** langsam
Verwendung: Basisöl; sehr trockene, schuppige Haut und Ekzeme, als Basis für Massagen

Granatapfelkernöl

PUNICA GRANATUM L.

Die ursprüngliche Heimat des Granatapfelbaumes ist das südwestliche Asien, vorwiegend der Iran und Afghanistan. Heute reicht sein Verbreitungsgebiet vom Mittelmeerraum über Vorderasien, Südafrika, China, Australien und Südamerika. Der Granatapfelbaum ist recht klein mit seiner maximalen Wuchshöhe von etwa 5 Metern. Die Frucht ist eine kugelige, bis zu 12 cm große Steinbeere mit dicker, ledriger, rötlicher Schale. Die zahlreichen Samen machen etwa 3 % des Gewichts der Frucht aus und enthalten ca. 15 bis 20 % Öl. Unter Ausschluss von Hitze, Licht und Sauerstoff wird ein hellgelbes, lieblich duftendes Öl gepresst. Es sollte kühl (10 bis 20°C), trocken und lichtgeschützt gelagert werden, dann kann eine Haltbarkeit von bis zu 12 Monaten ab der Herstellung erreicht werden. Granatapfelkernöl wird vorwiegend als Wirkstofföl eingesetzt. Es fördert die Zellneubildung, regeneriert das Gewebe und wirkt hautstraffend.

Zusammensetzung: 4 % Palmitinsäure, 2 % Stearinsäure, 6 % Ölsäure, 7 % Linolsäure, 74 % Punicinsäure (GLA, konjungierte Linolensäure*), 2 % unverseifbare Anteile
Jodzahl: 235 / ***Fetteigenschaft:*** trocknend / ***Spreiteigenschaft:*** langsam
Einsatzmenge: 10 bis 20 % in des Ölanteils oder 1 bis 5 % der Gesamtmenge
Verwendung: Wirkstofföl; trockene, reife Haut, geschädigte Haut

**paarweises Bindungsphänomen bei Molekülen mit mehrfach ungesättigten Fettsäuren*

Hanföl

CANNABIS SATIVA

Hanf ist die älteste Nutzpflanze der Welt. Sie stammt ursprünglich aus China und wird heute überall in warmen bis gemäßigten Zonen kultiviert. Es gibt zwei Cannabis-Unterarten: Cannabis sativa ssp. indica und Cannabis sativa ssp. sativa. Zur Ölgewinnung werden die Samen schonend gepresst. Beim handelsüblichen Hanföl beträgt der Gehalt an dem Rauschmittel THC (Tetrahydrocannabinol), das nicht im Samen selbst zu finden ist, unter 0,3 %. Durch unsachgemäße Herstellung können jedoch größere Mengen des öllöslichen THC ins Hanföl gelangen. Hier ist also auf sehr gute Qualität zu achten. Hanföl ist dunkelgelb bis dunkelgrün mit nussigem, krautigem Geruch und Geschmack. Es ist ein ausgesprochen wertvolles Hautöl, da sein Fettsäurespektrum dem unserer Haut sehr ähnlich ist. Es zieht gut ein, besitzt sehr gute Gleiteigenschaften, macht die Haut weich und glatt. Es fördert die Zellneubildung, stärkt die Widerstandskraft und wirkt entzündlichen Prozessen entgegen. Lagern Sie Hanföl kühl und dunkel.

Zusammensetzung: 6 % Palmitinsäure, 2 % Stearinsäure, 12 % Ölsäure, 60 % Linolsäure, 25 % alpha-Linolensäure, 3 % gamma-Linolensäure, bis zu 1,5 % unverseifbare Anteile, Vitamine, Carotinoide, Chlorophyll
Jodzahl: 162 / *Fetteigenschaft:* halb trocknend / *Spreiteigenschaft:* langsam
Verwendung: Basisöl; fette Haut, Akne, entzündete Haut, trockene, raue Haut, Neurodermitis

Haselnussöl

CORYLUS AVELLANA

Die Haselnuss wird in ganz Europa kultiviert, vorwiegend jedoch in Spanien, der Türkei und Italien. Für die Ölgewinnung werden die Nüsse meist geröstet, geschält und anschließend gepresst. Manchmal werden die Nüsse auch ungeröstet gepresst. Die unterschiedlichen Gewinnungsmethoden, sowie verschiedene Herkunftsländer bringen Haselnussöle hervor, die in ihrer Fettsäurezusammensetzung schwanken können. Wobei das Verhältnis von Ölsäure zu Linolsäure immer ausgeglichen ist. Haselnussöl ist goldgelb bis gelbbraun und klar. Es duftet und schmeckt angenehm nussig mild. Haselnussöl zieht nur langsam in die Haut ein. Es eignet sich daher ausgezeichnet als Basisöl für Massagen und in Wetterschutzcremes. Es strafft und festigt das Gewebe, wirkt durchblutungsfördernd und hautglättend. Bei kühler und dunkler Lagerung ist es ca. 6 Monate haltbar.

Zusammensetzung: 5 bis 6 % Palmitinsäure, 2 bis 3 % Stearinsäure, 78 bis 83 % Ölsäure, 6 bis 12 % Linolsäure, Vitamin D, Vitamin E, Phytosterine
Jodzahl: 87 / *Fetteigenschaft:* nicht trocknend / *Spreiteigenschaft:* mittel
Verwendung: Basisöl; empfindliche Haut, trockene Haut, reife, fahle Haut

Holundersamenöl
SAMBUCA NIGRA

Der Holunder gehört zur botanischen Familie der Moschuskrautgewächse. Es gibt ca. 20 bis 40 verschiedene Sambucus-Arten. Die bekannteste dürfte der Schwarze Holunder sein. Man findet die Büsche fast überall in Mitteleuropa. Der Saft aus den Beeren gilt schon lange als Hausmittel bei Erkältung und Nierenleiden. Aus den Samen wird ein dunkelgrünes, krautigwürzig duftendes Öl gewonnen. Holundersamenöl wird bei Ekzemen und allergischen Hautentzündungen empfohlen. Es stärkt die Zellmembrane und die Widerstandsfähigkeit der Haut. Der hohe Anteil an ungesättigten Fettsäuren und Phytosterine hat entzündungshemmende und hautberuhigende Eigenschaften. Holundersamenöl ist hitzeempfindlich, es sollte kühl und dunkel gelagert werden.

Zusammensetzung: 7 % Palmitinsäure, 2 % Stearinsäure, 11 % Ölsäure, 43 % Linolsäure, 36 % alpha-Linolensäure, Phytosterine, Flavonoide, Carotinoide
Fetteigenschaft: trocknend / *Spreiteigenschaft:* langsam
Einsatzmenge: 10 bis 20 % in des Ölanteils / 1 bis 5 % der Gesamtmenge
Verwendung: Wirkstofföl; fette Haut, Akne, empfindliche Haut

Johannisbeersamenöl
RIBES NIGRUM

Die Schwarze Johannisbeere gehört zur botanischen Familie der Stachelbeergewächse und ist auch unter dem Namen »Cassis« bekannt. Die Beeren enthalten neben Vitamin C, Proteine, Mineralien und Pektine. Sie werden zu Saft, Marmelade und Likör verarbeitet. Aus den kleinen Samen wird ein klares, gelbliches bis grünliches Öl gepresst. Es duftet fruchtig, grün, leicht blumig. Der Geschmack ist fruchtig mit leicht bitterem Nachgeschmack. Das Fettsäurespektrum ist dem von Nachtkerzen- und Borretschöl ähnlich. Johannisbeersamenöl ist eines der wenigen Pflanzenöle, das sowohl alpha- als auch gamma-Linolensäure enthält. Es wirkt entzündungshemmend, hautregenerierend und antiallergisch. Es ist sehr mild mit hautberuhigenden Eigenschaften. Johannisbeersamenöl ist nicht lange haltbar, es sollte kühl (10 bis 20°C) und dunkel gelagert werden.

Zusammensetzung: 11 % Ölsäure, 47 % Linolsäure, 11 % alpha-Linolensäure, 17 % gamma-Linolensäure, ca. 2 % Unverseifbares, alpha- und gamma-Tocopherole
Jodzahl: 175 / *Fetteigenschaft:* trocknend / *Spreiteigenschaft:* langsam
Einsatzmenge: 10 bis 20 % in des Ölteils oder 1 bis 5 % der Gesamtmenge
Verwendung: Wirkstofföl; trockene, entzündete Haut, Akne, zu Allergien neigende Haut, reife Haut, in speziellen Anti-Falten Produkten

Jojobaöl
SIMONDSIA CHINENSIS / BUXUS CHINENSIS

Jojoba (gesprochen: Hohoba) ist ein Strauch, der in Halbwüsten und Wüsten wächst. Seine Heimat ist Mexiko, Kalifornien und das Gebiet der Sonorawüste. Aus den Samen (Nüsse) wird ein goldgelbes flüssiges Wachs gepresst, das bei niedrigen Temperaturen (unter 7°C) fest wird. Jojoba unterscheidet sich in seiner Zusammensetzung sehr deutlich von anderen Pflanzenölen. Es besteht nicht aus Triglyceriden, sondern aus Estern langkettiger Fettsäuren und Alkoholen. Jojobaöl wird aufgrund seiner Zusammensetzung nicht ranzig und soll eine Haltbarkeit von bis zu 25 Jahren haben. Länger als 3 Jahre sollten Sie es trotzdem nicht lagern. In Mischungen mit anderen Pflanzenölen verbessert es deren Haltbarkeit. Die chemische Struktur des Öls ähnelt dem des natürlichen Walrats. In Emulsionen wirkt Jojobaöl als Co-Emulgator und Co-Konsistenzgeber. Jojobaöl ist geruchsneutral und eignet sich daher ausgezeichnet als Grundlage für Naturparfüms. Jojobaöl ist antiallergen und ein gutes Basisöl für alle Hauttypen. Durch seine ausgezeichnete Tiefenwirkung reguliert es den Feuchtigkeitshaushalt und macht die Haut glatt und geschmeidig, festigt das Bindegewebe und beugt Faltenbildung vor.

Zusammensetzung: Gemisch aus Wachsestern C38 bis C44, diese beinhalten ca. 47 bis 49 % Fettsäuren und 50 bis 52 % Fettalkohole (68 % Eicosansäure, 12 % Ölsäure, 18 % Cetoleinsäure), Provitamin A, Aminosäuren, Mineralien, Squalan, bis 49 % Unverseifbares
Jodzahl: 85 / *Fetteigenschaft:* nicht trocknend / *Spreiteigenschaft:* langsam
Verwendung: Basisöl; für jeden Hauttyp, Aromamassagen, Trägeröl für Naturparfüm, Lippenpflege, Reinigungscremes, Make-up Entferner

Kiwisamenöl
ACTINIDIA CHINENSIS

Die Kiwi gehört zur botanischen Familie der Strahlengriffelgewächse. Sie wird auch »Chinesische Stachelbeere« genannt. Die ursprüngliche Heimat ist China, heute jedoch wird sie meist in Neuseeland kultiviert. Die eiförmigen grünen Früchte mit der braunen behaarten Schale zählen zu den Beerenfrüchten. Aus den kleinen dunklen Samen wird mittels CO_2-Extraktion ein klares, gelbes Öl gewonnen, das angenehm aromatisch duftet. Kiwisamenöl fällt durch seinen hohen Gehalt an dreifach ungesättigter alpha-Linolensäure auf, die in dieser Konzentration bisher nur in Fischölen nachgewiesen wurde. Kiwisamenöl ist selten erhältlich und sehr teuer. Es ist nur kurze Zeit haltbar und wird daher meist mit Diterpen Phenol aus Rosmarin stabilisiert. Es sollte im Kühlschrank gelagert werden. Kiwisamenöl hat entzündungshemmende Eigenschaften, es unterstützt die Regeneration der Haut und hält sie geschmeidig.

Zusammensetzung: 5 % Palmitinsäure, 2 % Stearinsäure, 11 % Ölsäure, 15 % Linolsäure, 65 % alpha-Linolensäure, ca. 1,3 % unverseifbare Anteile
Jodzahl: 123 / *Fetteigenschaft:* halb trocknend / *Spreiteigenschaft:* langsam
Einsatzmenge: 10 bis 20 % in des Ölanteils oder 1 bis 5 % der Gesamtmenge
Verwendung: Wirkstofföl; fette Haut, entzündete Haut, rissige Haut, Neurodermitis, Schuppenflechte, in Anti-Aging Produkten

Kokosöl / Kokosfett
COCOS NUCIFERA

Die Kokospalme wächst vorwiegend rund um den Äquator (Philippinen, Indonesien, Indien). Sie braucht mind. 20°C Lufttemperatur, um zu blühen. Aus dem getrockneten Fruchtfleisch (Kopra) der Nüsse wird ein helles, dünnflüssiges Öl gepresst. Das unraffinierte Öl duftet deutlich nach Kokos, das raffinierte Öl ist fast duftneutral. Kokosöl schmilzt bei ca. 25 bis 28°C, diese Eigenschaft verleiht dem Öl einen gewissen kühlenden Effekt auf der Haut. Es hat ausgezeichnete Spreiteigenschaften, fettet sehr gut nach, dringt nur langsam in die Haut, schützt vor dem Austrocknen und wirkt feuchtigkeitsspendend. Es ist gekühlt bis zu 2 Jahre haltbar.

Zusammensetzung: 4,8 % Caprylsäure, 5,1 % Caprinsäure, 46,6 % Laurinsäure, 19 % Myristinsäure, 10 % Palmitinsäure, 3 % Stearinsäure, 8,2 % Ölsäure, 2,1 % Linolsäure
Jodzahl: 9 / *Fetteigenschaft:* nicht trocknend / *Spreiteigenschaft:* schnell
Verwendung: Basisöl; trockene Haut, rissige Haut, reife Haut, in After Sun Lotionen, bei Neurodermitis, in Haarpflegeprodukten bei trockenem, spröden Haar

Kukuinussöl
ALEURITES MOLUCCANA (L.) WILLD.

Der Kukuinussbaum ist in Hawaii, Polynesien, dem südlichen Asien und Australien beheimatet. Er gehört zur Familie der Wolfsmilchgewächse. Die Kukuinussfrüchte sind dunkelgrün und haben eine harte Schale. In jeder Frucht befinden sich ein oder zwei walnussgroße, steinähnliche Nüsse, aus denen ein klares, hellgelbes Öl durch Kaltpressung gewonnen wird. Es riecht etwas säuerlich, grasig und ein bisschen dumpf. Kukuinussöl wird gut von der Haut aufgenommen, es zieht schnell ein ohne einen Fettfilm zu hinterlassen. Aufgrund des hohen Gehalts an ungesättigten Fettsäuren unterstützt es den Ceramidaufbau, schützt vor Feuchtigkeitsverlust und trägt so zur Regeneration der Hautbarriere bei. Es besitzt einen natürlichen Lichtschutzfaktor und hilft bei sonnengereizter Haut. Bei kühler, trockener, licht- und luftgeschützter Lagerung ist es bis zu 12 Monaten haltbar.

Zusammensetzung: 6,4 % Palmitinsäure, 13,9 % Ölsäure, 46,6 % Linolsäure, 33,2 % alpha-Linolensäure, Vitamin A und E, bis zu 1 % Unverseifbares
Jodzahl: 155 / *Fetteigenschaft:* halb trocknend / *Spreiteigenschaft:* langsam
Verwendung: Basisöl; fette Haut, trockene Haut, Akne, reife Haut, geschädigte Haut, in Sonnenschutzprodukten

Leinöl
LINUM USITATISSIMUM

Der blau blühende Lein ist eine uralte Kulturpflanze, die schon in der Antike von den Ägyptern angebaut und zur Herstellung von Leintüchern genutzt wurde. Die kleinen braunen Leinsamenkörnchen enthalten ca. 38 bis 44 % Öl. Kaltgepresstes Leinöl ist etwas zähflüssig, klar, goldgelb bis leicht bräunlich mit strengen, typischen Geruch und Geschmack. Leinöl ist ein stark trocknendes Öl. Streicht man es auf einer Fläche aus, erstarrt es innerhalb von 24 bis 36 Stunden zu einem festen, transparenten Film. Leinöl wird wegen seiner stark trocknenden Eigenschaften und des intensiven Eigengeruchs nur sehr selten in kosmetischen Produkten verwendet. Leinöl ist, im Kühlschrank aufbewahrt, nur ca. 2 Monate haltbar.

Zusammensetzung: 5,5 % Palmitinsäure, 3,5 % Stearinsäure, 18,5 % Ölsäure, 18 % Linolsäure, 55 % alpha-Linolensäure, Schleimstoffe, Vitamin E
Jodzahl: 187 / *Fetteigenschaft:* trocknend / *Spreiteigenschaft:* langsam
Verwendung: Basisöl; fette Haut, Akne, rissige Haut

Lorbeeröl
LAURUS NOBILIS L.

Der echte Lorbeer stammt aus Vorderasien und ist heute vorwiegend im Mittelmeerraum beheimatet. Größere Kulturen findet man in Italien, Jugoslawien, Griechenland und der Türkei. In diesem milden Klima gedeiht der immergrüne Baum sehr gut und kann bis zu 10 m hoch werden. Die tiefschwarzen, eiförmigen Früchte enthalten ca. 30 bis 40 % fettes Öl, das durch Pressen gewonnen wird. Lorbeeröl ist eine dunkelgrüne bis bräunlich grüne salbenartige Masse, die bei ca. 30°C schmilzt. Es duftet aromatisch-würzig. Der Geruch erinnert an Eukalyptus. Lorbeeröl enthält neben den Fettsäuren auch 2 bis 3 % ätherische Öle, deren Hauptkomponente Eucalyptol ist.

Zusammensetzung: 23 % Laurinsäure, 14 % Palmitinsäure, 1 % Palmitoleinsäure, 2 % Stearinsäure, 37 % Ölsäure, 25 % Linolsäure, 2 % alpha-Linolensäure, Chlorophyll, Kohlenwasserstoffe, Bitterstoffe, Sesquiterpenlaktone

Jodzahl: 87 / *Fetteigenschaft:* nicht trocknend / *Spreiteigenschaft:* mittel
Einsatzmenge: 5 bis 10 % in des Ölanteils oder 0,5 bis 2 % der Gesamtmenge
Verwendung: Wirkstofföl; unverzichtbarer Bestandteil echter Alepposeife,
in Massageöl bei rheumatischen Beschwerden, bei Furunkel und Abszes-
sen

Macadamianussöl
MACADAMIA TERNIFOLIA

Die Macadamianuss gehört zur botanischen Familie der Silberbaumgewächse
und stammt ursprünglich aus den Regenwäldern von Queensland im Osten
Australiens. Die Hauptanbaugebiete sind neben Australien auch Hawaii,
Neuseeland, Südafrika, Malawi, Kenia, Brasilien und Kalifornien. Die
Macadamianuss wird häufig auch »Queenslandnuss« oder »Königsnuss«
genannt. Die hellen, relativ großen Nüsse sind von einer sehr harten Schale
umgeben und enthalten bis zu 78 % Öl. Die Ölgewinnung ist ein aufwendi-
ger Prozess, der überwiegend in Handarbeit erfolgt. Kaltgepresstes
Macadamianussöl ist goldgelb bis leicht bräunlich mit intensiv nussigem
Geruch und Geschmack. Mit den knapp 20 % Palmitoleinsäure ist es eine
Besonderheit unter den Pflanzenölen. So hohe Werte dieser einfach ungesättigten Fettsäure sind sonst nur in tierischen Fetten zu finden. Bei Pflanzenölen liegt der Palmitoleinsäuregehalt bis auf wenige Ausnahmen unter 0,5
%. Macadamiaöl ist ein gutes Basisöl für Massagen, da es sich zwar gut
verteilen lässt aber nicht sofort in die Haut einzieht. Es reguliert den
Verhornungsprozess, begünstigt den Hautstoffwechsel. Die leicht filmbildenden Eigenschaften glätten raue und rissige Haut.

Zusammensetzung: 9,1 % Palmitinsäure, 21,9 % Palmitoleinsäure, 2,2 %
Stearinsäure, 60 % Ölsäure, 2 % Linolsäure, 2 % Arachinsäure, Vitamin A,
B und E, Mineralstoffe
Jodzahl: 76 / *Fetteigenschaft:* nicht trocknend / *Spreiteigenschaft:* mittel
Verwendung: Basisöl; trockene, spröde Haut, schuppige Haut, geschädigte
Haut, empfindliche Haut, spröden und brüchigen Haaren und Fingernä-
geln

Mandelöl, süß
PRUNUS DULCIS / PRUNUS AMYGDALUS

Der Mandelbaum gehört zu Familie der Rosengewächse und stammt ursprünglich aus den subtropischen Gebieten Chinas. Heute findet man große
Mandelbaumkulturen vor allem in Kalifornien und Spanien. Auf den Anbauflächen Kaliforniens werden ausschließlich süße Mandeln geerntet,
während im Mittelmeerraum die Bäume sowohl süße als auch bittere Mandeln tragen. Da Bittermandeln Blausäure enthalten, darf deren Anteil nicht
mehr als 5 % betragen. Aus den Mandelkernen wird durch Kaltpressung
ein klares, hellgelbes, mild nussig duftendes Öl gewonnen. Eine Tonne ge-

schälter Mandeln ist nötig, um 400 Liter Öl zu erhalten. Mandelöl ist eines der wertvollsten Pflanzenöle in der Hautpflege. Es ist sehr gut verträglich, reizfrei und es fettet die Haut sehr gut. Es ist dem Aprikosenkernöl ähnlich, wirkt jedoch gehaltvoller. Es lässt sich gut verteilen und zieht gut ein. Mandelöl wird leicht ranzig und sollte daher licht- und sauerstoffgeschützt gelagert werden.

Zusammensetzung: 6,7 % Palmitinsäure, 21 % Linolsäure, 66,4 % Ölsäure, 1,7 % Stearinsäure, Squalan, Vitamin A und E
Jodzahl: 95 / **Fetteigenschaft:** nicht trocknend / **Spreiteigenschaft:** mittel
Verwendung: Basisöl; klassisches Kosmetiköl für jeden Hauttyp, auch sehr gut zur Babypflege und bei sehr empfindlicher Haut geeignet

Marulaöl
SCLEROCARYA BIRREA HOCHST.

Der stattliche, bis zu 20 m hohe Baum ist hauptsächlich in den warmen, frostfreien Regionen Afrikas verbreitet. Er gehört zur Familie der Sumachgewächse. Seine Blütezeit ist zwischen April und Juni. Ein einziger Baum kann bis zu 2 Tonnen Früchte pro Jahr hervorbringen. Diese Steinfrüchte sind pflaumenähnlich mit gelben, süß-sauer schmeckendem Fruchtfleisch. Die Kerne enthalten etwa 50 bis 60 % relativ geruchsneutrales Öl. Marulaöl wirkt trotz des hohen Ölsäuregehalts leicht auf der Haut. Es lässt sich gut verteilen, zieht gut ein und hinterlässt ein sehr angenehmes, weiches Hautgefühl. Marula ist hitzeunempfindlich und gut haltbar. Es verbessert die Haltbarkeit von Ölmischungen, ähnlich wie Jojoba, und eignet sich hervorragend als Grundlage für Naturparfüm.

Zusammensetzung: 11 % Palmitinsäure, 7,3 % Stearinsäure, 75 % Ölsäure, 4,4 % Linolsäure
Jodzahl: 75 / **Fetteigenschaft:** nicht trocknend / **Spreiteigenschaft:** mittel
Verwendung: Basisöl; für jeden Hauttyp gut geeignet, besonders für strapazierte, trockene Haut

Mohnsamenöl / Mohnöl
PAPAVER SOMNIFERUM L.

Der Schlafmohn ist im östlichen Mittelmeerraum weit verbreitet. Die Hauptanbaugebiete sind heute Indien, Kleinasien, Mitteleuropa, Osteuropa, die Türkei, Iran und die Balkanländer. Die einjährige, weiß bis violett blühende Pflanze kann 30 bis 150 cm hoch werden. Die ganze Pflanze führt einen weißen Milchsaft, aus dem Rohopium gewonnen werden kann. Deshalb ist der Anbau von Schlafmohn in Deutschland genehmigungspflichtig. Die Samen der verschiedenen Mohnarten sind unterschiedliche gefärbt. Es gibt Graumohn (vorwiegend in Österreich bekannt), Weißmohn und Blaumohn. Die Mohnsamen enthalten ca. 33 bis 49 % fettes Öl. Es duftet und schmeckt typisch und sehr aromatisch, daher ist es auch in der Küche sehr beliebt. Bei Mohnöl ist besonders auf gute Qualität zu achten, da das Fettsäurespektrum dem des Sonnenblumenöls nahezu gleicht, wird es manchmal mit diesem verschnitten. Mohnsamenöl wirkt gut rückfettend, dabei liegt es nicht schwer auf. Es lässt sich gut verteilen und zieht schnell in die Haut ein. Mohnöl ist bei kühler und dunkler Lagerung bis zu 9 Monaten haltbar.

Zusammensetzung: 9 % Palmitinsäure, 4 % Stearinsäure, 30 % Ölsäure, 70 % Linolsäure
Jodzahl: 165 / *Fetteigenschaft:* halb trocknend / *Spreiteigenschaft:* langsam
Verwendung: Basisöl; trockene, reife Haut, in Anti-Aging-Produkten und Massageölen

Nachtkerzenöl
OENOTHERA BIENNIS

Die Nachtkerze stammt ursprünglich aus dem südlichen Nordamerika und Mexiko. Heute wird sie in über 20 Ländern kultiviert. Die relativ anspruchslose Pflanze öffnet ihre gelben Blüten erst am Abend und wird von nachtaktiven Insekten bestäubt. Die dunkelgrau bis braunschwarz gefärbten Samen enthalten ca. 15 bis 20 % Öl, das durch Kaltpressung oder CO_2-Extraktion gewonnen wird. Für ein Gramm Nachtkerzenöl werden etwa 10.000 Samen benötigt. Das Öl ist klar, gelblich mit dezent nussigem Geruch. Nachtkerzenöl fällt besonders durch seinen sehr hohen Gehalt an gamma-Linolensäure auf, die bis zu 14 % enthalten sein kann. Es wirkt reizlindernd, hautberuhigend und verbessert das Feuchthaltevermögen der Haut. Nachtkerzenöl wird schnell ranzig und sollte deshalb kühl und dunkel gelagert werden. Kaufen Sie nur kleine Gebinde, die in max. 3 Monaten aufgebraucht sind.

Zusammensetzung: 8 % Palmitinsäure, 2 % Stearinsäure, 12 % Ölsäure, 75 % Linolsäure, 12 % gamma-Linolensäure, Aminosäuren, Mineralien, Vitamin E
Jodzahl: 151 / *Fetteigenschaft:* halb trocknend / *Spreiteigenschaft:* langsam
Einsatzmenge: 10 bis 20 % in des Ölanteils oder 1 bis 5 % der Gesamtmenge
Verwendung: Wirkstofföl; bei empfindlicher, trockener Haut, schuppiger Haut, Neurodermitis und Schuppenflechte

Neutralöl / MCT Öl
CAPRYLIC/CAPRIC TRIGLYCERIDE

Neutralöl besteht aus isolierten Fettsäuren mittlerer Kettenlänge. Aus Palmkern- und Kokosöl wurden die Fettsäuren Caprinsäure (C10:0) und Caprylsäure (C8:0) isoliert und mit Glycerin verestert. Es ist also kein Pflanzenöl im üblichen Sinne. Neutralöl enthält keine weiteren Fettsäuren und keine Fettbegleitstoffe, wie Vitamine, Lecithine usw. Neutralöl ist dünnflüssig, klar, farb- und geruchlos. Es hat ausgezeichnete Spreiteigenschaften und zieht außergewöhnlich schnell in die Haut ein. Es hinterlässt ein feines, glattes Hautgefühl ohne Fettglanz. Emulsionen mit Neutralöl sind soft und stabil, sie lassen sich gut verstreichen, liegen nicht schwer auf und ziehen sehr schnell in die Haut. Neutralöl ist bis zu einem Jahr haltbar.

Zusammensetzung: 58 % Caprylsäure, 42 % Caprinsäure
Fetteigenschaft: nicht trocknend / *Spreiteigenschaft:* schnell
Verwendung: Basisöl; universelles Kosmetiköl für alle Hauttypen, in Sonnenschutzprodukten

Olivenöl

OLEA EUROPAEA

Der Olivenbaum gehört zur Familie der Ölbaumgewächse. Schon 3000 v. Chr. wurde der Olivenbaum als Kulturpflanze angebaut. Die heutigen Anbaugebiete liegen zwischen dem 30. und 45. Breitengrad. Charakteristisch für den Olivenbaum sind der knorrige, zerfurchte Stamm und die ausladende, silbrig schimmernd Blattkrone. Der Baum wächst nur sehr langsam und bringt erst nach etwa 10 Jahren seine ersten Früchte hervor. Weitere 20 Jahre dauert es, bis die Ernte voll ergiebig ist. Die Früchte zählen zu den Steinfrüchten mit sehr ölreichem Fruchtfleisch. Zur Ölgewinnung werden die Früchte mechanisch kalt gepresst. Die beste Ölqualität erhält man, wenn die Presstemperaturen 20 bis 25°C nicht übersteigen, nur ein mäßiger Druck ausgeübt wird und das Öl anschließend nur gewaschen, dekantiert, zentrifugiert und filtriert wurde. Diese Qualität wird als »Natives Olivenöl extra« bezeichnet. Olivenöl ist gelb bis grünlich-gelb, es duftet und schmeckt typisch olivenfruchtig, schwer und fettig. Olivenöl dringt nur langsam in die Haut ein und hinterlässt einen leichten Fettfilm. Es wirkt feuchtigkeitsbindend und hauterweichend. Cremes mit Olivenöl wirken trotz geringen Fettgehalts sehr reichhaltig. Olivenöl bis zu einem Jahr haltbar.

Zusammensetzung: 16 % Palmitinsäure, 12 % Linolsäure, 1,8 % Palmitoleinsäure, 67 % Ölsäure, 1,5 % Stearinsäure, Vitamin E (vor allem alpha-Tocopherol), Squalan
Jodzahl: 84 / *Fetteigenschaft:* nicht trocknend / *Spreiteigenschaft:* mittel
Verwendung: Basisöl; trockene, reife, rissige Haut, in Nagelpflege, für Haarpackungen

Pfirsichkernöl

PRUNUS PERSICA

Der Pfirsichbaum stammt ursprünglich aus China und gehört zur Pflanzenfamilie der Rosengewächse. Der Baum kann in Kultur bis zu 4 m hoch werden. Die hellbraunen, eiförmigen Steinkerne enthalten je einen etwa 1 cm langen Samen. Diese enthalten ca. 30 bis 45 % fettes Öl. Meist wird das Öl raffiniert angeboten, kaltgepresstes Pfirsichkernöl ist nur sehr selten erhältlich. Pfirsichkernöl ist dünnflüssig, hellgelb und duftet zart nach Mandeln. Es ist dem Mandel- und Aprikosenkernöl ähnlich. Es ist mild, zieht gut ein und liegt nicht schwer auf. Es aktiviert den Hautstoffwechsel, hilft Feuchtigkeit zu speichern, wirkt hautberuhigend. Es fühlt sich leicht an, lässt sich gut verteilen und zieht schnell ein. Emulsionen mit Pfirsichkernöl werden cremig-soft und liegen nicht schwer auf. Pfirsichkernöl sollte lichtgeschützt und kühl gelagert werden, dann kann es bis zu 8 Monaten haltbar sein.

Zusammensetzung: 5,4 % Palmitinsäure, 2,7 % Stearinsäure, 64 % Ölsäure, 25 % Linolsäure, Vitamin E, bis 1 % Unverseifbares
Jodzahl: 102 / *Fetteigenschaft:* halb trocknend / *Spreiteigenschaft:* mittel
Verwendung: Basisöl; für jeden Hauttyp, in Massageölmischungen und als Badezusatz

Pflaumenkernöl
PRUNUS DOMESTICA

Der Pflaumenbaum gehört, wie der Mandel-, Aprikosen- und Pfirsichbaum, zur Familie der Rosengewächse. Pflamenbäume findet man überall in Deutschland. Es gibt sieben Unterarten, darunter auch die Zwetschge und die Mirabelle. Der oft sparrig waschende Baum kann eine Höhe von ca. 6 m erreichen. Farbe, Form und Größe der Früchte sind sortenabhängig. Die Früchte enthalten jeweils einen etwa 13 mm langen harten Steinkern mit je einen Samenkern. Aus diesen Samenkernen wird durch Kaltpressung ein klares, gelbliches und nach Pflaumen und Marzipan duftendes Öl gepresst. Es ist dem Aprikosenkern- und Mandelöl sehr ähnlich und kann gut durch diese ersetzt werden, wenn man den Duft nicht mag. Im Hautgefühl ist es dem Mandelöl näher, da es etwas reichhaltiger wirkt. Es ist mild, zieht gut ein und fettet gut nach. Emulsionen mit Pflaumenkernöl werden cremig-soft und duften sehr lecker. Meist sind keine weiteren Duftstoffe nötig, denn der Geruch ist auch in der fertigen Creme gut wahrnehmbar.

Zusammensetzung: 60 % Ölsäure, 20 % Linolsäure, 10 % Palmitinsäure, 5 % Stearinsäure, bis zu 1 % Unverseifbares
Jodzahl: 106 / *Fetteigenschaft:* halb trocknend / *Spreiteigenschaft:* mittel
Verwendung: Basisöl; universelles Kosmetiköl für jede Haut

Rapsöl
BRASSICA NAPA SUBSP. OLEIFERA

Der Raps gilt als die wichtigste Ölpflanze der klimatisch gemäßigten Zonen der Erde. Es ist heute eines der weltweit am meisten produzierten Pflanzenöle. Die bis zu 140 cm hohe Pflanze mit ihren leuchtend goldgelben Blüten produziert 5 bis 10 cm lange Schoten. Aus den reifen Samen wird ein honiggelbes, etwas dickflüssiges Öl gewonnen. Es duftet nussig, leicht fruchtig-krautig. Rapsöl findet vielseitige Verwendung: als Schmier- und Rostschutzmittel in der Technik, als Rohstoff in der Industrie, in der Pharmazie und Medizin zur Herstellung von Salben, in der Kosmetik für Seifen und

Cremes. Auch in der Küche als Brat- oder Salatöl wird es gerne verwendet. Es zieht nur langsam ein, hinterlässt ein weiches Hautgefühl und einen schützenden zarten Fettfilm.

Zusammensetzung: 4,7 % Palmitinsäure, 19,6 % Linolsäure, 58,8 % Ölsäure, 9,2 % alpha-Linolensäure, 1,6 % Stearinsäure, 55mg/100ml Vitamin E, Carotinsäure, Vitamin K, Provitamin A
Jodzahl: 107 / *Fetteigenschaft:* halb trocknend / *Spreiteigenschaft:* mittel
Verwendung: Basisöl; trockene Haut, reife Haut, schuppige, rissige Haut, wird häufig als preiswertes Basisöl zur Seifenherstellung verwendet

Reiskeimöl
ORYZA SATIVA

Die Reispflanze gehört zur Familie der Süßgräser. Sie ist eine der ältesten Kulturpflanzen der Welt. Über 90 % der Welt-Reisernte stammt heute aus Asien. Anbaugebiete in Europa findet man in Italien in der Po-Ebene, in Spanien und Portugal. Reiskeimöl wird aus den Keimlingen, bzw. aus den Randschichten des Reiskorns durch Extraktion mit Hexan gewonnen. Das Rohöl enthält bis zu 20 % freie Fettsäuren und kann deshalb weder als Nahrungsmittel, noch in der Kosmetik verwendet werden. Deshalb wird es nach der Extraktion gereinigt und entsäuert. Das Öl ist goldgelb bis leicht bräunlich, dünnflüssig mit einer leichten Note nach gekochtem Reis. Es hat einen hohen Gehalt an gamma-Oryzanol. Dies ist eine Verbindung von Ferulasäure mit Phytosterinen. Die Ferulasäure kommt häufig in den Randschichten von Pflanzen vor und dient dort als Antioxidans. Dies macht man sich auch in kosmetischen Sonnenschutzpräparaten zunutze, denn dem gamma-Oryzanol wird eine natürliche Sonnenschutzfunktion zugeschrieben und es schützt vor freien Radikalen. Reiskeimöl zieht gut ein, es fühlt sich leicht an und klebt nicht. Es hinterlässt ein zartes, weiches Hautgefühl. Reiskeimöl ist ein leichtes Basisöl mit ausgewogenem Fettsäurespektrum. Bei kühler, dunkler Lagerung ist es bis zu 12 Monaten haltbar.

Zusammensetzung: 15 % Palmitinsäure, 35 % Linolsäure, 50 % Ölsäure, 3 % Stearinsäure, bis zu 5 % Unverseifbares, darunter Squalan, Lecithin, Phytosterine, gamma-Oryzanol, und Tocopherole
Jodzahl: 98 / *Fetteigenschaft:* nicht trocknend / *Spreiteigenschaft:* mittel
Verwendung: Basisöl; für jede Haut, in Babypflegeprodukten, in Sonnenschutzpräparaten

Rizinusöl
RICINUS COMMUNIS / CASTOR OIL

Ricinus communis gehört zur Pflanzenfamilie der Wolfsmilchgewächse. Die ursprüngliche Heimat sind die Tropen, Indien und Afrika. Heute findet man den Wunderbaum, wie er auch genannt wird, in zahlreichen Ländern des Mittelmeergebiets als Kultur- und Zierpflanze. Der Wunderbaum bringt leuchtend rote, stachelige Früchte hervor. Sie enthalten jeweils drei etwa bohnengroße, ovale Samen. Durch Kaltpressung wird daraus ein klares, farbloses, dickflüssiges Öl gewonnen. Es ist fast geruchlos bis leicht holzig. Um sicherzustellen, dass sich das toxisch wirkende Ricin nicht im Öl befindet, wird das Rohöl meist entschleimt, entsäuert und mit Wasserdampf behandelt. Rizinusöl wird nur in wenigen kosmetischen Produkten eingesetzt. Dies liegt vor allem an seiner Klebrigkeit. Auch kann es, pur über längere Zeit angewendet, die Haut stark austrocknen. Oft findet man Rizinusöl in Lippenpflege und Lipgloss. Denn es hinterlässt einen wunderschönen Glanz auf den Lippen. Es sollte immer in Kombination mit anderen, gut pflegenden Stoffen verwendet werden. Dadurch wird zwar in Glanzintensität vermindert, bietet aber bessere Pflege.

Zusammensetzung: 1,6 % Palmitinsäure, 5 % Linolsäure, 82,7 % Rizinolsäure, 3,6 % Ölsäure, 1,5 % Stearinsäure
Jodzahl: 145 / *Fetteigenschaft:* halb trocknend / *Spreiteigenschaft:* langsam
Verwendung: Basisöl; vorwiegend in Lippenpflege, Lipgloss, Lippenstifte

Sanddornfruchtfleischöl / Sanddornkernöl / Sanddornöl

HIPPOPHAE RHAMNOIDES

Der Sanddorn ist ein Ölweidengewächs, das vor allem von den Pyrenäen über die Alpen bis Tibet verbreitet ist. Der dornige Strauch kann bis zu 3,5 m hoch werden und bringt leuchtend orangefarbige Steinbeeren hervor. Die Beeren liefern drei unterschiedliche Öle, die sich auch in ihrer Zusammensetzung deutlich voneinander unterscheiden: das Fruchtfleischöl, das Kernöl und das Tresteröl.

Fruchtfleischöl: es wird aus dem Fruchtfleisch kalt gepresst oder durch CO_2-Extraktion gewonnen. Es ist ein mittel- bis hochviskoses Öl mit fruchtig, süß-säuerlichem Geruch. Sanddorn-Fruchtfleischöl fällt durch seinen hohen Gehalt an Carotinoiden und Palmitoleinsäure auf. Es hat ausgezeichnete hautregenerierende Eigenschaften, wirkt entzündungshemmend und regt den Hautstoffwechsel an. Da es stark färbt, wird es nur tropfenweise in kosmetischen Produkten verwendet. Sanddornfruchtfleischöl kann den pH Wert der Emulsion senken und unter ungünstigen Bedingungen zur Phasentrennung führen.

Zusammensetzung: 32 % Palmitinsäure, 5 % Linolsäure, 34 % Palmitoleinsäure, 25 % Ölsäure, 1,7 % alpha-Linolensäure, Carotinoide, Phytosterine
Jodzahl: 70 / *Fetteigenschaft:* nicht trocknend / *Spreiteigenschaft:* mittel
Einsatzmenge: 0,5 bis 1 % in der Gesamtmenge
Verwendung: Wirkstofföl; für trockene Haut, reife Haut, (sonnen-)geschädigte Haut, rissige Haut, in Anti-Aging-Produkten

Kernöl: es wird aus den Kernen durch Kaltpressung gewonnen wird. Es ist fast geruchsneutral bis leicht bitter, von gelbroter Farbe und niedriger Viskosität. Das Sanddorn-Kernöl weist einen sehr hohen Gehalt an alpha-

Linolensäure auf. Sanddornkernöl fördert die Zellneubildung, unterstützt die Regeneration der Haut und aktiviert den Stoffwechsel.

Zusammensetzung: 8 % Palmitinsäure, 33 % Linolsäure, 1 % Palmitoleinsäure, 23 % Ölsäure, 32 % alpha-Linolensäure, 3 % Stearinsäure, Vitamin E
Jodzahl: 165 / *Fetteigenschaft:* halb trocknend / *Spreiteigenschaft:* langsam
Einsatzmenge: 5 bis 10 % in des Ölanteils oder 1 bis 3 % der Gesamtmenge
Verwendung: Wirkstofföl; fette Haut, Mischhaut, unreine Haut (Akne), auch trockene, entzündete Haut, reife Haut

Tresteröl / Sanddornöl: hierfür werden die Pressrückstände der ersten Pressung aus Fruchtfleisch, Kernen, Schalen ein weiteres Mal gepresst oder mittels Lösemittel extrahiert. Dieses Öl wird meist mit Fruchtfleisch- und Kernöl vermischt und als Sanddornöl oder Sanddornvollöl in den Handel gebracht. Bei Sanddornöl ist vor allem ein hoher alpha-Tocopherol Gehalt erwähnenswert. Dieser kann bis zu 58 mg / 100 g liegen.

Zusammensetzung: 23 % Palmitinsäure, 15 % Linolsäure, 20 % Palmitoleinsäure, 24 % Ölsäure, 13 % alpha-Linolensäure, 1,8 % Stearinsäure, alpha-Tocopherol
Jodzahl: 150 / *Fetteigenschaft:* halb trocknend / *Spreiteigenschaft:* mittel
Verwendung: Wirkstofföl; trockene, reife Haut, rissige Haut

Sesamöl

SESAMUM INDICUM

Die Sesampflanze zählt zu den ältesten kultivierten Ölpflanzen. Die Hauptanbaugebiete sind heute China, Indien, Ägypten und Mexiko. Die einjährige Pflanze kann bis zu 120 cm hoch werden. Sie bringt etwa 3 cm lange Früchte hervor, die jeweils 80 bis 100 Samen enthalten. Die Ernte erfolgt meist von Hand, da die Samen ungleichmäßig reifen. Die Fruchtkapseln werden daher vor der Vollreife geschnitten, getrocknet und anschließend die Samen herausgeschüttelt. Aus den hellen Samen wird durch Kaltpressung ein hellgelbes, dünnflüssiges Öl gewonnen. Es duftet sehr dezent nussig und ist mild im Geschmack. In der ayurvedischen Medizin wird es traditionell als Massageöl eingesetzt. Es fördert die Durchblutung, die Zellneubildung und die Regeneration der Haut. Es zieht gut ein und hinterlässt einen sanft schützenden Film. Sesamöl ist bis zu 12 Monaten haltbar.

Zusammensetzung: 8 % Palmitinsäure, 6 % Stearinsäure, 39 % Ölsäure, 45 % Linolsäure, Vitamin E, Lecithin, Phytosterole
Jodzahl: 110 / *Fetteigenschaft:* halb trocknend / *Spreiteigenschaft:* mittel
Verwendung: Basisöl; trockene Haut, reife Haut, schlecht durchblutete Haut

Sojaöl

GLYCINE MAX L.

Die Sojabohne ist eine Hülsenfrucht. Ihre ursprüngliche Heimat liegt in Südostasien. Die heutigen Hauptanbaugebiete liegen in den USA mit einer Ernte von über 70 Mio. Tonnen pro Jahr. Auch in Brasilien, Argentinien und China findet man große Anbauflächen. Die Sojabohne ist eine einjährige Pflanze mit einer Wuchshöhe von etwa 1 m und weißlich bis violettfarbenen Blüten. Nur etwa die Hälfte der Blüten bilden Hülsen aus. Diese enthalten jeweils bis zu fünf runde Samen. Der Ölgehalt ist mit ca. 17 % sehr gering, deshalb wird es nur selten kalt gepresst. Eine Problematik gerade beim Sojaanbau ist die Genmanipulation. Achten Sie deshalb auf die Kennzeichnung »nativ« und »GMO-frei«. Kaltgepresstes Sojaöl ist goldgelb mit leicht nussigem Duft und angenehm milden Geschmack. Es ist ein ausgesprochen wertvolles Kosmetiköl mit hohem Lecithingehalt, der bis zu 4 % betragen kann. Erwähnenswert sind auch die hohen Anteile an Linolsäure, Phytosterole und Vitamin E. Es lässt sich gut verteilen, zieht gut ein, fettet nicht nach und liegt nicht schwer auf. Es schützt vor Feuchtigkeitsverlust und wirkt hautglättend. Emulsionen mit Sojaöl werden leicht und soft. Der hohe Lecithingehalt wirkt als Co-Emulgator und bewirkt ein schnelles Einziehen. Sojaöl ist bis zu 9 Monaten haltbar.

Zusammensetzung: 11 % Palmitinsäure, 54 % Linolsäure, 24 % Ölsäure, 6,4 % alpha-Linolensäure, 3,6 % Stearinsäure, Lecithin, Phytosterole, Vitamin E
Jodzahl: 130 / *Fetteigenschaft:* halb trocknend / *Spreiteigenschaft:* mittel
Verwendung: Basisöl; fette Haut, Mischhaut, trockene, reife Haut

Sonnenblumenöl

HELIANTHUS ANNUUS

Die Sonnenblume zählt zur Pflanzenfamilie der Korbblütler. Ihre ursprüngliche Heimat ist Nordamerika. Die 1,5 bis 2,5 m hoch wachsende Pflanze hat bis zu 40 cm große, gelb bis orange gefärbte Blütenköpfe. Diese folgen dem Lauf der Sonne, so schöpfen sie die Sonnenstrahlen voll aus. Neben der natürlichen Form (SO) werden Zuchtformen mit hohen Linolsäuregehalt (HL; High Linolic), mit hohem Ölsäuregehalt (HO; High Oleic)) und weitere angebaut. Die meisten davon werden industriell genutzt. Im Handel sind vorwiegend das natürliche Sonnenblumenöl und das mit hohem Ölsäuregehalt (bis zu 80 %). Letzteres wird als Speiseöl angeboten, denn es ist hoch erhitzbar. Nach dem Verblühen kann ein Blütenkorb bis zu 2.000 Samenkerne enthalten. Diese sind ca. 1,7 cm groß und schwarz bis weißlich gefärbt. Die Samenkerne werden zunächst geschält, gemahlen und anschließend kalt gepresst. Das so gewonnene Öl ist hellgelb, dünnflüssig und duftet zart nussig. Sonnenblumenöl ist selbst in kaltgepresster Bioqualität ein preiswertes Basisöl für kosmetische Zubereitungen. Es ist ein leichtes Öl, das gut einzieht, keinen Fettfilm hinterlässt und gut pflegt. Emulsionen mit Sonnenblumenöl werden leicht und soft, liegen nicht schwer auf. Sonnenblumenöl ist oxidationsempfindlich und sollte unbedingt kühl und dunkel, nicht länger als 6 Monate gelagert werden.

Zusammensetzung: 7 % Palmitinsäure, 4 % Stearinsäure, 25 % Ölsäure, 65 % Linolsäure, Vitamin E, Squalan (38 mg / 100 g), Lecithin
Jodzahl: 131 / *Fetteigenschaft:* halb trocknend / *Spreiteigenschaft:* mittel
Verwendung: Basisöl; fette Haut, Mischhaut, normale Haut, Basisöl für Badeöle

Traubenkernöl
VITIS VINIFERA

Die Weinrebe wird in zwei Subspezies unterschieden. Die Vitis silvestris, die Wildrebe und die Vitis vinifera, die Kulturrebe. Während die Wildrebe nur noch selten zu finden ist, wird die Kultur- oder Edelrebe in sonnigen Gegenden in Weinbergen oder Weingärten angebaut. Aus den kleinen, hartschaligen Samen wird ein wertvolles, grünlich schillerndes Öl gewonnen. Dazu werden die Tresterrückstände aus der Traubenkelterung mit Warmluft getrocknet und von Schalen und Stielen befreit. Anschließend werden die Kerne kalt gepresst, das Öl gefiltert und abgefüllt. Dieses kommt als kaltgepresstes, natives Traubenkernöl in den Handel. Traubenkernöl ist reich an Linolsäure und natürlichem Lecithin. Es lässt sich gut verteilen, zieht ohne Fettglanz schnell ein. Es hat leicht tonisierende Eigenschaften, bewahrt die Elastizität und die Hautfeuchtigkeit. Es reguliert den Talgfluss und wirkt gegen Verhornungen. Emulsionen mit Traubenkernöl sind leicht und nicht fettend. Traubenkernöl ist bei kühler, dunkler Lagerung bis zu 9 Monaten haltbar.

Zusammensetzung: 7,4 % Palmitinsäure, 72 % Linolsäure, 15,6 % Ölsäure, 3,9 % Stearinsäure, Vitamin E, Vitamin K, Lecithin
Jodzahl: 125 / *Fetteigenschaft:* halb trocknend / *Spreiteigenschaft:* mittel
Verwendung: Basisöl; fette Haut, Mischhaut, reife Haut

Walnussöl
JUNGLANS REGIA L.

Die ursprüngliche Heimat des Walnussbaums ist Persien. Heute findet man groß angelegte Kulturen vor allem in Gegenden mit Weinklima in Mittel- und Südeuropa, Zentralasien, Nepal, China, im Mittelmeergebiet, Kalifornien und Mexiko. Von der Pflanzung bis zur ersten Ernte vergehen sechs bis acht Jahre. Ein ausgewachsener Baum trägt bis zu 4.000 Früchte pro Jahr. Die Früchte sind kugelige, einsamige Steinfrüchte. Aus den Samenkernen wird durch Kaltpressung ein dunkelgelbes Öl gewonnen. Es schmeckt angenehm nussig und duftet dezent nach Walnuss. Es ist reich an Linolsäure, lässt sich gut verteilen und zieht schnell ein. Emulsionen mit Walnussöl wirken reichhaltig und pflegend, liegen nicht schwer auf. Es ist bei kühler, dunkler Lagerung ca. 12 Monate haltbar.

Zusammensetzung: 7 % Palmitinsäure, 2 % Stearinsäure, 17 % Ölsäure,
60 % Linolsäure, 13 % alpha-Linolensäure, Lecithin, Vitamin A, Vitamin E
Jodzahl: 147 / *Fetteigenschaft:* halb trocknend / *Spreiteigenschaft:*
langsam
Verwendung: Basisöl; Mischhaut, trockene, reife Haut

Weizenkeimöl
TRITIUM KAUSATIVUM

Weizen zählt zur Pflanzenfamilie der Süßgräser. Seine ursprüngliche Heimat ist wahrscheinlich Nordpersien. Die relativ anspruchslose Pflanze gedeiht in den gemäßigten Zonen fast überall auf der Welt. In den goldgelben bis bräunlichen, eiförmigen Körnern befinden sich die Keimlinge. Diese enthalten etwa 7 bis 12 % fettes Öl. Weizenkeimöl ist eigentlich ein Nebenprodukt der Mehlherstellung. Moderne Anlagen sind so ausgelegt, dass in einem Arbeitsprozess Mehl, Kleie und der Keimling getrennt werden können. Aus den Keimlingen wird durch kalte Pressung ein orangerotes Öl gewonnen. Es ist dickflüssig und duftet intensiv nach Getreide. Dieser Duft ist auch in Emulsionen deutlich wahrnehmbar. Es ist reich an Linolsäure, Palmitinsäure, Vitamin E und Lecithin. Es festigt das Bindegewebe, reguliert den Hautstoffwechsel und regt die Zellneubildung an. Weizenkeimöl wirkt schwer und fettig auf der Haut. Der hohe Lecithingehalt lässt es dennoch relativ schnell einziehen. Emulsionen mit Weizenkeimöl sind intensiv pflegend und hinterlassen einen sanft schützenden Film.

Zusammensetzung: 18 % Palmitinsäure, 1,3 % Palmitoleinsäure, 1,3 % Stearinsäure, 22 % Ölsäure, 51 % Linolsäure, 6,4 % alpha-Linolensäure, Vitamin E (ca. 217 mg / 100 g), Lecithin, Squalan, Provitamin A, Aminosäuren
Jodzahl: 121 / *Fetteigenschaft:* halb trocknend / *Spreiteigenschaft:*
langsam
Verwendung: Basisöl; trockene, reife Haut, in Haarpflegeprodukten bei trockenen, spröden Haaren und Spliss, in Cellulite-Massageölen

Wildrosenöl / Hagebuttenkernöl
ROSA MOSQUETA / ROSA CANINA

In den letzten Jahren hat sich die Bezeichnung »Wildrosenöl« durchgesetzt, obwohl sie meiner Meinung nach irreführend sein kann. Denn dieses Öl hat nichts mit einem »Rosen« -öl zu tun und duftet auch nicht nach Rose. Es wird aus den Kernen der Hagebutten, die Früchte der Wildrosen, hergestellt. Zur Ölgewinnung verwendet man meist die Fruchtsamen der Hundsrose (Rosa canina) oder der Muskatrose (Rosa mosqueta). Die ursprüngliche Heimat der Hagebutte ist unbekannt, sie wird jedoch in Chile vermutet. Die Früchte sind sehr vitaminreich und werden zu Mus verarbeitet. Aus den Kernen gewinnt man ein klares, rötliches Öl. Wildrosenöl ist nur selten kaltgepresst erhältlich. Weil es nicht lange haltbar ist wird es meist schonend raffiniert und / oder mit Vitamin E stabilisiert. Durch den hohen Gehalt an alpha-Linolensäure unterstützt es die Regeneration geschädigter, schuppiger Haut. Es stärkt die Zellmembrane und die Elastizität der Haut, reguliert den Feuchtigkeitshaushalt und die Talgdrüsenfunktion. Wildrosenöl sollte immer kühl gelagert werden.

Zusammensetzung: 3,3 % Palmitinsäure, 14,7 % Ölsäure, 45,9 % Linolsäure, 34,2 % alpha-Linolensäure, Spuren von Transretinolsäure (eine sehr aktive Form des Vitamin A), Mineralien und Aminosäuren

Jodzahl: 180 / *Fetteigenschaft:* trocknend / *Spreiteigenschaft:* langsam

Einsatzmenge: 10 bis 20 % in des Ölanteils oder 1 bis 5 % der Gesamtmenge

Verwendung: Wirkstofföl; empfindliche Haut, (sonnen-)geschädigte Haut, Schuppenflechte, Narben, Couperose, reife Haut, in Anti-Falten-Cremes, trockene Haut, fette Haut, Akne, bei geschädigtem Haar

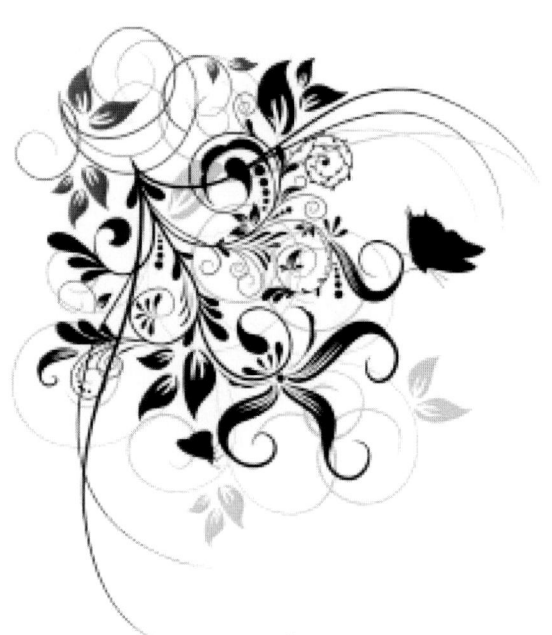

Mazerate
Wirkstofföle

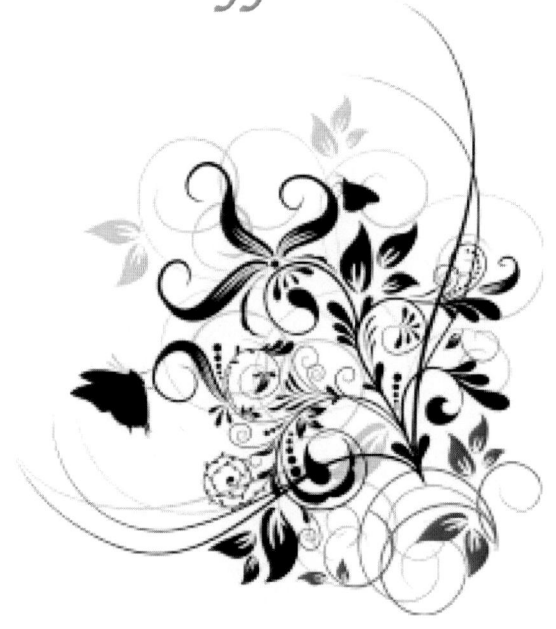

Algenöl

ALGAE / FUCUS VESICULOSUS

Verwendung finden hier meist Braunalgen, die in Sojaöl mazeriert werden. Das grünliche Öl duftet frisch und ein bisschen nach Meer. Es ist meist mit Butyl-Hydroyxtoluol und/oder Phenoxyethanol konserviert. Algenöl spendet Feuchtigkeit, wirkt leicht adstringierend und verlangsamt den Alterungsprozess der Haut. Die in den Algen enthaltenen Mineralsalze sind dafür verantwortlich, dass bei einem hohen Anteil Algenöl in der Emulsion diese relativ weich bzw. flüssig bleibt. Erhöhen Sie den Wachsanteil um ca. 0,5 %, um das Problem zu beheben.

Verwendung: Massageöle, Badeöle und Emulsionen bei Zellulitis, reifer Haut, trockener Haut, entzündeter Haut, unreiner Haut
Einsatzmenge: 0,5 bis 10 %

Aloeveraöl

ALOE BARBADENSIS

Zur Herstellung von Aloeveraöl wird das Blattgel in Sesam- oder Sojaöl eingelegt. Das Öl ist hellgelb und relativ geruchsneutral. Es enthält Enzyme, Vitamine, Proteine und Mineralstoffe. Aloevera Öl aktiviert die Hautfunktion, reguliert den Feuchtigkeitshaushalt, beschleunigt die Bildung neuer Hautzellen, wirkt durchblutungsfördernd.

Verwendung: Kosmetische Formulierungen und Heilsalben bei trockener Haut, rissiger Haut, feuchtigkeitsarmer Haut, unreiner Haut, Sonnenbrand (pur verwenden), trockenem und stumpfem Haar
Einsatzmenge: 3 bis 10 %

Arnikaöl

ARNICA MONTANA

Die goldgelben Arnikablüten werden in Olivenöl mazeriert. Das Öl hat eine dunkelgelbe bis bräunliche Farbe und einen schwach aromatischen Geruch. Arnikaöl wirkt adstringierend, durchblutungsfördernd, wärmend, entzündungshemmend, antiseptisch. Arnika gehört zur Pflanzenfamilie der Korbblütler, deshalb sollten Allergiker auf die Anwendung verzichten.

Verwendung: Kosmetische Formulierungen und Heilöle / Heilsalben bei unreiner Haut, fetter Haut, Prellungen, Verstauchungen, rheumatischen Beschwerden, Hämatome, Gelenkentzündungen und -schmerzen
Einsatzmenge: 5 bis 10 %

Calendulaöl / Ringelblumenöl

CALENDULA OFFICINALIS

Die gelb-orangefarbenen Blüten werden in Oliven- oder Sojaöl mazeriert. Zur Stabilisierung wird meist Vitamin E zugesetzt. Es enthält Carotin, geringe Mengen äth. Öl, Schleimstoffe und Gerbstoffe. Das Öl ist relativ geruchsneutral und orangefarben. Ringelblumenöl wirkt durchblutungsfördernd, wundheilend, entzündungshemmend.

Verwendung: Alle kosmetischen Formulierungen bei rauher, rissiger Haut, trockener Haut, schuppiger Haut, unreiner Haut, empfindlicher, gereizter Haut, zur Babypflege, Sonnenschutzcremes
Einsatzmenge: 3 bis 10 %

Carotinöl / Karottenöl

DAUCUS CAROTA

Carotinöl oder Karottenöl, wie es auch bezeichnet wird, ist ein öliger Karottenextrakt. Es enthält neben beta-Carotin auch die Vitamine A und E. Es ist tiefrot und duftet dezent fruchtig-krautig. Das Öl sollte luftdicht und dunkel aufbewahrt werden, da es sauerstoff- und lichtempfindlich ist. Carotinöl wird nur sehr sparsam dosiert, da es in zu hoher Dosierung auf Haut und Kleidung rötliche Flecken hinterlässt. Karottenöl zählt wegen seiner straffenden, belebenden Eigenschaften zu den typischen Anti-Aging-Wirkstoffen. Es verbessert die Zellteilung, verringert die Faltentiefe, erhöht den Stoffwechsel der Haut und reguliert die Keratinbildung.

Verwendung: Hautöle und Emulsionen bei trockener Haut, spröder Haut, schuppiger Haut, trockener und schuppiger Kopfhaut, reifer Haut, Sonnenschutzcremes und After-sun-Pflege
Einsatzmenge: 0,2 bis 0,5 %

Johanniskrautöl

HYPERICUM PERFORATUM

Es wird auch wegen seiner roten Farbe als Rotöl bezeichnet. Das Mazerat wird meist mit Olivenöl angesetzt. Es enthält Hypericin (ein roter Farbstoff, der auch Wirkstoff ist), Gerbstoffe, Pektine und Flavonoide. Das Öl erhöht die Lichtempfindlichkeit der Haut, deshalb sollten Sie nach den Anwendung von Johanniskrautöl auf Sonnenbäder und Solarium verzichten. Es wirkt straffend, heilend, durchblutungsfördernd, entzündungshemmend.

Verwendung: Hautöle und Emulsionen bei trockener Haut, rauer Haut, empfindlicher, juckender Haut, sonnengeschädigter Haut, Verbrennungen, Rheuma, Hämatome, Zellulitis
Einsatzmenge: 5 bis 20 %

Kamillenöl

MATRICARIA CHAMOMILLA / CHAMOMILLA RECUTITA

Die Blüten der Deutschen Kamille werden in Pflanzenöl, meist Jojoba- oder Olivenöl mazeriert. Der ölige Auszug enthält kein Chamazulen wie das ätherische Öl. Manche Menschen reagieren allergisch auf Kamille. Testen Sie es vor einer großflächigen Anwendung zunächst an einer kleinen Hautstelle. Kamillenöl hat entzündungshemmende, heilungsfördernde, beruhigende, reizlindernde Eigenschaften.

Verwendung: Kosmetische Formulierungen bei fetter Haut, unreiner Haut, trockener Haut, reifer Haut, empfindlicher Haut, Mischhaut mit Tendenz zu Unreinheiten, trockenem Haar, Schuppen, Sonnenschutzcremes, Aftersun-Pflege

Einsatzmenge: 1 bis 30 %

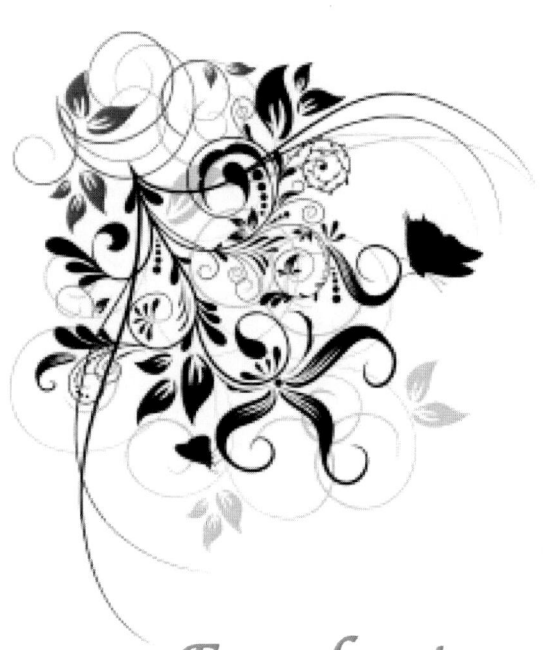

Emulgatoren

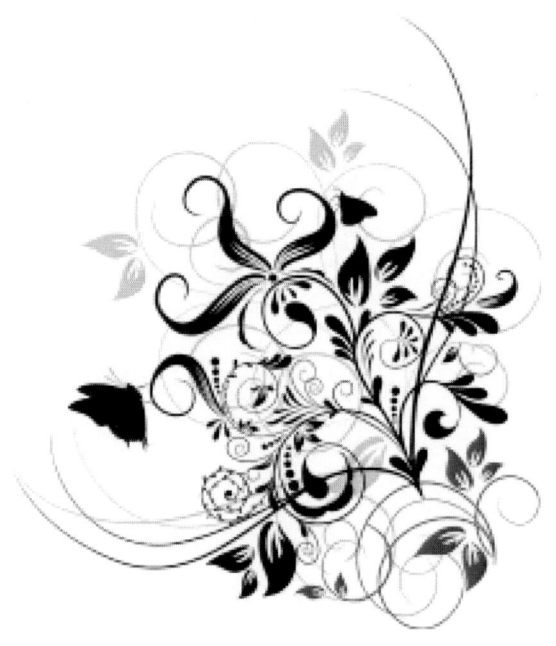

Emulsan

METHYL GLUCOSE SESQUISTEARATE

Emulsan ist ein PEG-freier O/W Emulgator auf pflanzlicher Basis. Er wird aus Palmitin- und Stearinsäure und Glucose hergestellt. Emulsan kommt als hell- bis dunkelgelbe, kleine Pastillen in den Handel. Er erzeugt Emulsionen, die auch bei Zugaben von Salz und Harnstoff und bei Temperaturschwankungen stabil bleiben. Die Formulierungen sind Anfangs noch relativ dünn, erreichen aber nach einigen Stunden eine schöne, cremige Konsistenz. Die Stabilität der Emulsionen kann durch die Zugabe von Cetylalkohol noch weiter verbessert werden. Die Emulsionen lassen sich gut verstreichen und erzeugen ein weiches, glattes Hautgefühl mit leichten filmbildenden Eigenschaften.

Verarbeitung: In der Fettphase schmelzen, beide Phasen auf ca. 70 bis 80°C erhitzen, bevorzugt One-Pot-Methode: heiße Wasserphase ohne rühren in die heiße Fettphase gießen und dann erst mit dem Emulgieren beginnen.

Verwendung: Lotion 15 bis 25 % Lipidgehalt, Cremes 25 bis 40 % Lipidgehalt; Emulsan ist ein guter Emulgator bei trockener, feuchtigkeitsarmer Haut

Einsatzmenge: Lotion 13 bis 15 % der Fettphase / 2 bis 3 % der Gesamtmenge; Cremes 18 bis 20 % der Fettphase / 4 bis 6 % der Gesamtmenge

Glycerinstearat SE

GLYCERYL STEARATE SE

Glycerinstearat SE ist eine Kombination von Mono- und Diglyceriden aus Pflanzenölen und ca. 3 % Kaliumstearat. Der Zusatz »SE« beschreibt die selbstemulgierende Form des Glycerinstearats. Das elfenbeinfarbene Pulver fühlt sich leicht fettig an und ist fast geruchlos. Es wird in der Fettphase erhitzt und schmilzt bei ca. 60°C. Es entstehen reine O/W Emulsionen. Es erzeugt leichte, geschmeidige Emulsionen mit einem deutlich feuchten Hautgefühl. Sie ziehen sehr gut ein und hinterlassen keinen Fettglanz. Die Formulierungen sind anfangs noch etwas dünnflüssig, dicken aber noch nach. Die Stabilität kann durch Zugabe von Cetylalkohol oder Guarkernmehl weiter verbessert werden. Die Zugabe von Säure ist in geringem Umfang, ca. 0,1 bis 0,2 %, möglich. Bei höheren Dosierungen wird die Emulsion instabil, sie wird wässrig und kann sich trennen. Auch auf höhere Mengen Harnstoff und andere Salze sollte verzichtet werden. Eine Mischung mit z.B. Emulsan hat sich in der Praxis als stabilitätsverbessernd erwiesen, wenn Salze und ähnliche Stoffe höher dosiert werden sollen.

Verarbeitung: In der Fettphase schmelzen, beide Phasen auf ca. 65 bis 70°C erhitzen, heiße Wasserphase unter Rühren in die heiße Fettphase gießen, emulgieren.

Verwendung: Lotion 20 % Lipidgehalt, Cremes 25 bis 40 % Lipidgehalt;
Glycerinstearat SE ist ein guter Emulgator für leichte Cremes und
Lotionen bei fetter Haut, feuchtigkeitsarmer Haut, Mischhaut.
Einsatzmenge: für Lotion 15 % der Fettphase oder 3 % der Gesamtmenge
(plus Stabilisatoren); für Cremes 18 bis 20 % der Fettphase oder 4 bis 7
% der Gesamtmenge

Lamecreme / Typ Lamecreme / Lamecreme Ersatz
GLYCERYL STEARATE, GLYCERYL STEARATE CITRATE

Lamecreme ist ein 2-Komponenten-Emulgator. Die Grundsubstanzen bilden Glycerinmonostearat aus Stearin- und Palmitinsäure und
Zitronensäureester. Abhängig vom Verhältnis Öl- und Wasserphase entsteht entweder eine O/W Emulsion (bei Wassergehalt über 50 %) oder eine
W/O Emulsion, wenn der Wassergehalt darunter liegt. Die hellgelben,
wachsigen Pastillen werden in der Fettphase erhitzt, sie schmelzen bei ca.
60 bis 65°C. Da Lamecreme den Konsistenzgeber (Glycerinstearat) mit-
bringt, sind weitere Konsistenzgeber in Grenzfällen nicht unbedingt erforderlich, in den meisten Fällen jedoch sinnvoll. Formulierungen mit
Lamecreme sind weitgehend stabil bei Zugabe von Salzen, Säuren und
anderen Emulsion belastenden Stoffen. Lamecreme ist ein vielseitiger
Emulgator, der für einen weiten Lipidbereich geeignet ist. Er erzeugt kompakte Emulsionen, die einen angenehmen Schutz- und Pflegefilm hinterlassen. Formulierungen mit Lamecreme neigen dazu, auf der Haut zu glänzen.
Verarbeitung: In der Fettphase schmelzen, beide Phasen auf ca. 65°C
erhitzen, heiße Wasserphase unter Rühren in die heiße Fettphase gießen,
emulgieren.
Verwendung: Cremes von 30 bis 60 % Lipidgehalt; Lamecreme ist ein
guter Emulgator für trockene, fettarme Haut und als Co-Emulgator für
höhere Harnstoff-Konzentrationen, z.B. in Fußcremes
Einsatzmenge: für Cremes 18 bis 20 % der Fettphase oder 5 bis 10 % der
Gesamtmenge

Lanolin
LANOLIN ANHYDRID

Lanolin wird auch als Wollfett oder Wollwachs bezeichnet. Es handelt sich
um ein wachsartiges, Fett, das von den Talgdrüsen der Schafhaut abgeson-
dert wird. Dieses Fett dient den Schafen als Schutzfilm für die Wollfasern.
Das Wollfett wird durch Auswaschen der geschorenen Wollfasern und anschließender Reinigung gewonnen. Es entsteht eine dunkelgelbe bis bräunliche, zähe und sehr klebrige Masse, das Lanolin. Meist riecht es deutlich
nach Schaf aber es gibt auch desodorierte Ware, deren Geruch sehr dezent
ist. Lanolin besteht aus einem sehr komplexen Gemisch aus verschiedenen
Esterverbindungen, Di-Estern und Hydroxyestern. Darunter verschiedene
Alkohole, Sterole und Fettsäuren. Die Schafe werden oft mit Insektiziden

behandelt, von denen auch im Lanolin Rückstände sein können. Es ist daher sinnvoll auf rückstandsgeprüfte Ware zu achten. Lanolin ist ein W/O Emulgator, der bis zum dreifachen seines Gewichtes an Wasser binden kann. Das Wollfett wird in der Ölphase erhitzt und schmilzt bei ca. 40°C. Reine Lanolincremes enthalten oft eine sehr hohe Fettphase und erfordern viel Geduld bei der Herstellung. Um eine Phasentrennung zu vermeiden, muss bis zum Erkalten beständig gerührt werden. Lanolin wird auch gerne als Co-Emulgator und Emollient in O/W Emulsionen eingesetzt. Neuere Untersuchungen haben ergeben, dass Lanolin im Stratum corneum eingelagert werden kann. Es hat außergewöhnlich gute weichmachende Eigenschaften.

Einsatzmenge: 3 bis 8 %, als Salbengrundlage bis 50%

Lecithin CM / Fluid-Lecithin CM

GLYCINE SOJA, LECITHIN, TOCOPHEROL

Fluid-Lecithin CM ist eine gelb-braune, sirupartige Flüssigkeit mit dem typischen, intensiven Geruch. Es besteht aus 50 % Lecithin und 50 % Pflanzenöl (meist Sojaöl). Der Lecithinanteil enthält 35 % Phosphatidylcholin und 15 % andere Phospholipide. Der Zusatz »CM« beschreibt die Verwendung als Emulgator für Cremes. Fluid-Lecithin CM erzeugt bei einem Wassergehalt von über 65 % eine O/W-Emulsion, bei einem Wassergehalt von weniger als 50 % entsteht meist eine W/O-Emulsion. Fluid-Lecithin CM ist ein guter Emulgator für kaltgerührte Cremes und Lotionen. Der intensive Geruch des Lecithins ist meist auch in der fertigen Emulsion noch dominant und lässt sich auch schwer überdecken. Die Emulsionen werden durch die dunkle Farbe des Lecithins vanillegelb. Die etwas puddingartige Konsistenz lässt sich durch Zugabe von Xanthan oder Guarkernmehl und hochtouriges Rühren, z.B. mit dem Stabmixer, verbessern. Emulsionen auf Lecithin-Basis brauchen ein paar Tage, bis sie eine schöne cremige Konsistenz erreichen.

Verwendung: Kalt- und warmgerührte Emulsionen für alle Hauttypen, rückfettende Komponente in Dusch- und Bademulsionen, als Co-Emulgator
Einsatzmenge: 5 bis 12 %, als Co-Emulgator 0,5 bis 3 %

Lecithin Super / Fluid-Lecithin Super

LECITHIN, SAFLOR OIL, ETHANOL

Fluid Lecithin Super ist ein ausgezeichneter natürlicher Emulgator. Die klare, goldgelbe Flüssigkeit ist sirupartig mit dem typischen Lecithingeruch. Es besteht aus 55,3 % Phosphatidylcholin, 3,7 % Ethanol und Distelöl. Fluid-Lecithin Super erzeugt blütenweiße Emulsionen mit leicht puddingartiger Konsistenz. Ein bisschen Gelbildner in der Wasserphase und hochtouriges Rühren, z.B. mit einem Stabmixer, kann die Konsistenz deutlich verbessern. Fluid Lecithin Super kann warm und kalt verarbeitet werden. Er wird auch gerne »Notfall-Emulgator« genannt, weil er sich in fertigen Emulsionen ohne nochmaliges Erwärmen nachdosieren lässt. Mit Fluid Lecithin Super können sowohl W/O-Emulsionen als auch O/W-Emulsionen erzeugt werden. Für den W/O-Typ sollte die Fettphase mind. 40 % ausmachen, während sie für den O/W-Typ darunter liegt. Emulsionen mit Fluid Lecithin Super ziehen schnell ein, können zunächst etwas glänzen, und hinterlassen ein reichhaltig gepflegtes Hautgefühl.

Im Handel wird auch ein Stoffgemisch mit der INCI »Lecithin, Carthamus Tinctorius Oil, Caprylic/Capric Triglyceride, Alcohol, Gylceryl Stearate, Ascorbyl Palmitate« angeboten, das auch als »Fluid Lecithin Super« bezeichnet wird. Fragen Sie im Zweifel Ihren Händler, welches der beiden er anbietet.

Verarbeitung: In der Fettphase erhitzen oder, bei kaltgerührten Emulsionen, mit der Ölphase mischen

Verwendung: Für kalt- und warmgerührte Emulsionen vorwiegend für trockene Haut, als rückfettende Komponente in Dusch- und Haarwaschmittel, in Badeölen und als Co-Emulgator

Einsatzmenge: 5 bis 12 % der Gesamtmenge, als Co-Emulgator 0,5 bis 3 %

Lecithinpulver / Reinlecithin

LECITHIN

Reinlecithin Pulver ist der isolierte, aktive Teil der ölhaltigen Sojalecithine. Es besteht aus 20 bis 22 % Cholinphospholipid, 21 bis 23% Etanolamin-Phospholipid, 18 bis 20% Inosit-Phospholipid und andere Begleitstoffe, es ist nahezu ölfrei und enthält keine freien Fettsäuren. Das Pulver ist hellgelb, duftet dezent nussig und verklumpt leicht. Die Hobbythek hat es seinerzeit als Backzutat vorgestellt. Eigene Versuche ergaben, dass sich dieses Reinlecithinpulver auch zur Herstellung von Cremes und Lotionen eignet. Das Pulver kann sowohl in der heißen Wasser- sowie in der heißen Fettphase gelöst werden. Reinlecithin Pulver erzeugt meist Misch- oder W/O Emulsionen, die sehr gut einziehen. Die Cremes sind zunächst relativ weich bis flüssig und erreichen erst nach ein paar Tagen ihre cremige Konsistenz. Der optimale pH-Wert der Emulsion sollte zwischen 5,0 und 6,0 liegen. Ein niedrigerer pH-Wert begünstigt die Instabilität der Emulsion. Reinlecithin ist ein natürlicher Emulgator, der meist gut vertragen wird.

Verarbeitung: a) Pulver in die heiße Wasserphase geben, gut verquirlen und quellen lassen, heiße Ölphase zugeben und emulgieren. b) Pulver in die heiße Ölphase geben, schmelzen (vorsicht, nicht über 70°C erhitzen, da es sich sonst braun färbt) und umrühren, heiße Wasserphase zugießen, emulgieren.

Verwendung: leichte Emulsionen für alle Hauttypen, als Co-Emulgator, für Badebomben, Dusch- und Haarwaschmittel

Einsatzmenge: in Cremes und Lotionen 3 bis 5 %, in Duschgel und Shampoo 1 bis 2 %, in Badebomben 5 bis 10 %

Lysolecithin
LECITHIN / LYSOLECITHIN

Das gelb-braune, sirupartige Lysolecithin ist ein Badeölemulgator der 80er Jahre, der über die Hobbythek bekannt gemacht wurde. Damals hieß der Rohstoff Fluid-Lecithin BE. Auch heute gibt es noch ein Fluid-Lecithin BE, das jedoch mit Laureth-4 vermischt ist. Die beiden Rohstoffe sind also nicht identisch. Lysolecithin ist ein durch enzymatische Veränderung aufbereitetes Lecithin, dadurch wird die Wasserlöslichkeit erhöht. Der Phosphatidylcholingehalt liegt bei 15 %. Lysolecithin ist ein Mischemulgator, der sowohl O/W-, als auch W/O-Emulsionen erzeugen kann. Er ist für heiß- und kaltgerührte Emulsionen einsetzbar und kann, wie Fluid-Lecithin Super, auch in einer fertigen Emulsion nachdosiert werden. Lysolecithin ist ein sehr leistungsfähiger Emulgator, der für ein breites Fettphasenspektrum von 18 bis 70 % einsetzbar ist. Wobei er die besten Ergebnisse im Bereich von 20 bis 45 % Fettphase liefert. Bei der Verarbeitung sollten einige Besonderheiten beachtet werden. Lysolecithin bringt von sich aus keine Konsistenz mit. Deshalb sollte der Anteil an Butter, Wachs und / oder Gelbildner erhöht werden. Es kann sowohl in der heißen Wasser- oder Fettphase gelöst werden. Die Emulsionen erhalten, bedingt durch die dunkle Farbe einen leichten Vanilleton. Sie sind zunächst sehr flüssig und benötigen 1 bis 2 Tage, bis sie die endgültige Konsistenz erreichen. Als sinnvoll hat sich erwiesen, die Creme während dieser Reifezeit einige Male umzurühren, bzw. die Lotionflasche zu schütteln. Emulsionen mit Lysolecithin zeichnen sich durch ein angenehmes Hautgefühl, schnelles Einziehverhalten und gute Verträglichkeit aus. In Mischungen mit anderen Emulgatoren vermindert Lysolecithin die Viskosität der Emulsion. Dies ist besonders bei der Herstellung von Lotionen oder sprühbaren Formulierungen interessant.

Verwendung: Cremes und Lotionen von 20 bis 45 % Lipidgehalt; leichte, nicht fettende Emulsionen für fette Haut und Mischhaut, als Co-Emulgator für trockene Haut, für alle öligen Badezusätze
Einsatzmenge: 2 % bei hohen Fettphasen, sonst bis 5 % der Gesamtmenge

Lösungsvermittler LV 41
PEG-40 CASTOR OIL

Die klare, sirupartige Flüssigkeit wird aus hydriertem (gehärtetem) und dann ethoxiliertem (Anlagerung von Glycolketten) Rizinusöl hergestellt. Durch diese chemische Behandlung wird aus dem Öl eine wasserlösliche Substanz, die in der Lage ist, fettlösliche Stoffe in einer wässrigen Lösung gemischt zu halten. Aus der INCI-Bezeichung ist ersichtlich, dass LV 41 ein PEG (Polyethylenglycol) basierender Emulgator mit einem pflanzlichen Ausgangsmaterial ist. Wird LV 41 zu großzügig dosiert, hinterlässt das Endprodukt einen unangenehmen, klebrigen Film auf der Haut. Eine klare

Lösung erhält man, wenn man LV 41 im Verhältnis 1 : 1 mit den zu lösenden Stoffen mischt. Im Allgemeinen wird die Haut- und Schleimhautverträglichkeit mit »gut« bewertet.

Verwendung: Als Emulgator für ätherische Öle, Parfümöle und öllösliche Vitamine in wässrigen Lösungen
Einsatzmenge: 0,5 bis max. 5 %

Montanov™ 68

CETEARYL ALCOHOL (AND) CETEARYL GLUCOSIDE

Montanov™ 68 ist ein BDIH-konformer, Ecocert zertifizierter O/W-Emulgator. Die weißen, wachsartigen Pellets bestehen aus ca. 77 % Cetearylalkohol und ca. 23 % Cetearyl Glucoside. Cetearylalkohol wird aus Kokosöl gewonnen und Cetearyl Glucoside aus der Stärke der Maniokwurzel. Die Pellets schmelzen in der Fettphase bei ca. 61 bis 65°C. Montanov™ 68 emulgiert willig, benötigt aber hohe Scherraten. Es ist daher sinnvoll, mit einem Stabmixer zu rühren. Der Hersteller empfiehlt die »One-Pot-Methode«, d.h. es werden beide Phasen erhitzt, dann die Wasserphase ohne rühren in die Fettphase gegossen und dann erst mit dem Emulgieren begonnen. Während der Abkühlphase wird sanft mit dem Spatel gerührt, um die flüssig-kristallinen Systeme nicht zu zerstören. Diese wirken als Wasserdepot und sind für die gute feuchtigkeitsspendende Wirkung verantwortlich. Emulsionen mit Montanov™ 68 vertragen in geringer Dosierung Säure zur Regulierung des pH-Wertes. Stellen Sie den pH-Wert der fertigen Emulsion auf ca. 5 bis 6 ein um ein stabiles Ergebnis zu erhalten. Beim Einsatz von Elektrolyten (Salze, Säuren, Basen, Mineralstoffe) ist die Zugabe von Stabilistatoren nötig. Dies können z.b. Guarkernmehl, Xanthan oder auch Cetylalkohol und andere sein. Montanov™ 68 erzeugt reichhaltige, sahnige Emulsionen, die dennoch sehr leicht wirken. Sie ziehen sehr gut ein und hinterlassen ein weiches, glattes Hautgefühl ohne Fettglanz. Bei großflächigem Auftrag, z.B. als Körpercreme weißeln sie jedoch. Er gilt als nicht komedogen und sehr gut verträglich, auch bei empfindlicher Haut.

Verarbeitung: In der Fettphase schmelzen, beide Phasen auf 75°C erhitzen, bevorzugt One-Pot-Methode: heiße Wasserphase ohne rühren in die heiße Fettphase gießen und dann erst mit dem Emulgieren beginnen.
Verwendung: Lotion 20 bis 25 % Lipidgehalt, Cremes 25 bis 40 % Lipidgehalt; Pflegeprodukte für jeden Hauttyp, für Haarpflegeprodukte
Einsatzmenge: Lotion 15 bis 16 % der Fettphase oder 3 % der Gesamtmenge; Creme 16 bis 19 % der Fettphase oder 4 bis 6 % der Gesamtmenge

Mulsifan

LAURETH-4

Die ölige, klare Flüssigkeit wird synthetisch hergestellt. Sie ist ein ethoxilierter Laurylalkohol (Fettalkohol), die bei niedrigen Temperaturen fest werden kann. Mulsifan ist in Fetten und Ölen löslich, in Wasser nur dispergierbar (verteilbar). Mulsifan ist ein exzellenter Badeölemulgator mit sehr hoher Emulgierfähigkeit. Emuslionen mit Mulsifan sind allerdings nur kurzzeitig stabil. Deshalb ist er für Cremes und Lotionen ungeeignet.

Verwendung: für alle Arten von öligen Badezusätzen
Einsatzmenge: 5 bis 20 %

Tego® Care CG 90

CETEARYL GLUCOSIDE

Tego® Care CG 90 ist ein Zucker basierender, PEG-freier, nichtionischer O/W Emulgator. Er setzt sich aus d-Glucopyranose und C16 bis C18 Alkylglucoside zusammen. Der hydrophile Teil wird aus Glukose gewonnen, der lipophile Teil aus Kokosfettsäuren. Die weißen, wachsartigen Pellets schmelzen bei ca. 80°C. Tego® Care CG 90 bringt von sich aus keine Konsistenz mit, daher sind Viskositätsregler immer erforderlich. Für die Wasserphase eignen sich Gelbildner, wie Xanthan und Guarkernmehl. Zur Stabilisierung der Fettphase sind neben Pflanzenbutter auch 0,5 bis 1 % Stearinsäure, Cetylalkohol oder andere Wachse sinnvoll. Die besten Ergebnisse erzielt man im Fettphasenbereich zwischen 10 und 35 %. Tego® Care CG 90 wird immer in die Wasserphase eingewogen und auf ca. 80°C erhitzt. Die Pellets werden erst durchscheinend wachsig und lösen sich dann unter Flöckchenbildung auf. Gelbildner dürfen nicht vor der Homogenisierung zugefügt werden, dies stört die Emulsionsbildung. Dispergieren Sie den Gelbildner entweder in der Ölphase (z.B. bei der One-Pot-Methode) oder streuen Sie ihn nach der Emulsionsbildung bei laufendem Mixer langsam ein. Tego® Care CG 90 erzeugt sehr leichte Emulsionen, die nicht nachfetten und auch keinen Fettglanz hinterlassen. Beim Verreiben weißeln sie nicht, ziehen schnell ein und hinterlassen ein sehr seidiges Hautgefühl. Cremes mit Tego® Care CG 90 wirken so transparent, dass man sie nicht spürt. Die Emulsionen sind stabil bei Temperaturschwankungen und auch bei Salzzugaben. Tego® Care CG 90 gilt auch bei empfindlicher Haut als sehr gut verträglich, nicht irritierend und nicht komeodogen.

Verarbeitung: In der heißen Wasserphase schmelzen, beide Phasen auf ca. 80°C erhitzen, Wasserphase mit dem Emulgator kurz mixen und dann unter Rühren die heiße Fettphase in die heiße Wasserphase gießen, emulgieren. Falls dies nicht möglich ist, kann auch die One-Pot-Methode angewand werden.

Verwendung: Spühlotion 10 bis 15 % Lipidgehalt, Lotion 10 bis 25 % Lipidgehalt, Creme 25 bis 35 % Lipidgehalt; für Lotionen, Cremes, Bodysprays, Sonnenschutzlotionen und -sprays für jeden Hauttyp
Einsatzmenge: Sprühlotion 0,5 bis 1 %; Lotion: 1 %, Creme: 1 bis 1,5 % der jeweiligen Gesamtmenge

Tegomuls

HYDROGENATED PALM GLYCERIDE

Tegomuls ist ein Emulgator auf pflanzlicher Basis. Er wird aus Monoglyceriden von gehärtetem Palmöl und ca. 5 % Natriumstearat hergestellt. Er kommt als gelbliches, leicht fettig riechendes Pulver in den Handel. Tegomuls schmilzt bei ca. 62 bis 66°C. Emulsionen auf Tegomuls-Basis benötigen einen pH-Wert von ca. 6,5 bis 7 um stabil zu bleiben. Im sauren Bereich flockt Tegomuls aus und die Emulsion gerinnt. Dies lässt sich gut in einer Mischung mit einem anderen Emulgator ausgleichen. Tegomuls erzeugt leichte, softe O/W-Emulsionen. Sie ziehen schnell ein, mattieren die Haut und hinterlassen ein deutlich trockenes Hautgefühl. Seine Vorzüge liegen in Emulsionen mit hohem Wassergehalt, da er relativ viel Wasser binden kann. Vor allem Lotionen mit Tegomuls neigen in den ersten Tagen zum „Weißeln". Beim verreiben auf der Haut entsteht ein weißer Film, der schwer einzieht. Lassen Sie die Emulsion 3 bis 5 Tage ruhen, dann verschwindet das Phänomen meist von selbst.

Verarbeitung: In der heißen Fettphase schmelzen, beide Phasen auf ca. 70°C erhitzen, unter Rühren die heiße Wasserphase in die heiße Fettphase gießen, emulgieren. Achtung: Der pH-Wert der Emulsion darf nicht unter 6,5 liegen.
Verwendung: Lotion und Creme 20 % bis 35 % Lipidgehalt; kosmetische Formulierungen für normale Haut, fette Haut, Mischhaut mit öliger Tendenz, als Co-Emulgator für Emulsionen, die schnell einziehen sollen
Einsatzmenge: Lotion 18 % der Fettphase oder 3,5 % der Gesamtmenge (plus Stabilisatoren), Creme 20 % der Fettphase oder 4 bis 7 % der Gesamtmenge

Xyliance

CETEARYL WHEAT STRAW GLYCERIDES (AND) CETEARYL ALCOHOL

Es ist ein pflanzlicher Emulgator, der aus verschiedenen Zuckern von Weizenstroh und Fettalkohol aus Palmöl hergestellt wird. Er kommt als kleine, gelbe, wachsige Perlen in den Handel. Xyliance schmilzt bei ca. 60 bis 70°C und erzeugt reine O/W-Emulsionen. Die Emulsionen sind cremig-soft in der Konsistenz, ziehen gut ein, fetten nicht nach, erzeugen ein leichtes, sanftes, angenehm gecremtes Hautgefühl. Xyliance lässt sich leicht verarbeiten und ist auch bei pH-Wert Schwankungen und Salzzugaben (bis ca. 0,4 %) stabil. Die Emulsionen benötigen ca. 24 Std., bis sie ihre endgültige Konsistenz erreichen.

Verarbeitung: In der heißen Fettphase schmelzen, beide Phasen auf ca. 70°C erhitzen, unter Rühren die heiße Wasserphase in die heiße Fettphase gießen, emulgieren. Auch die One-Pot-Methode ist möglich.

Verwendung: Lotion 20 % Lipidgehalt, Creme 25 bis 40 % Lipidgehalt; kosmetische Formulierungen für jeden Hauttyp, Hand- und Fußcremes

Einsatzmenge: Lotion 16 % der Fettphase oder 2 % der Gesamtmenge, Creme 18 bis 19 % der Fettphase oder 4,5 bis 7 % der Gesamtmenge

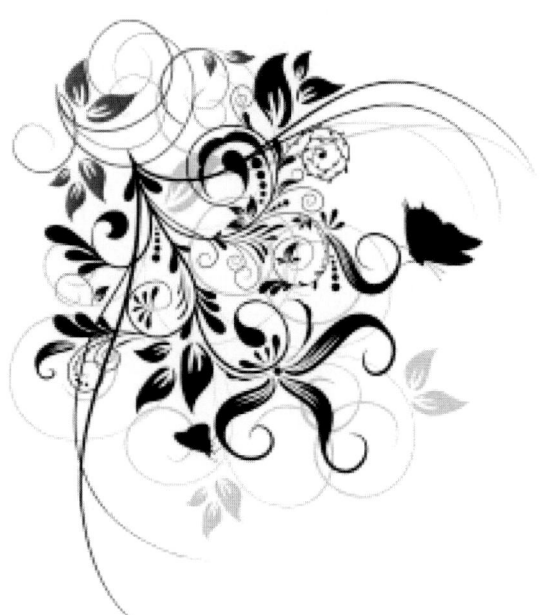

Konsistenzgeber

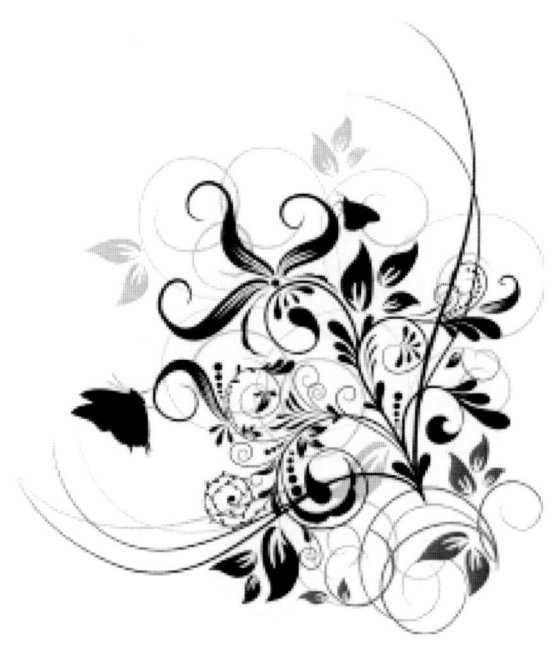

Beerenwachs

RHUS VERNICIFLUA PEEL WAX

Die weißen, leicht gelblichen, wachsig duftenden Pellets werden aus den Fruchtschalen des in China beheimateten Lacksumachs gewonnen. Die Beeren werden gekocht und anschließend wird das Rohwachs abgeschöpft. Es besteht vor allem aus Stearinsäure, Palmitinsäure und der seltenen Japansäure. Beerenwachs schmilzt bei ca. 52°C. Es ist weicher als alle anderen hier vorgestellten Wachse. Seine co-emulgierende Eigenschaft ermöglicht es, den Emulgatoranteil etwas zu reduzieren. Beerenwachs erzeugt in Emulsionen ein sehr angenehmes Hautgefühl, es liegt nicht so schwer auf, wie Bienenwachs und wirkt auch nicht so filmbildend. Reine Fettmassen, wie z.b. Lippenpflege, werden geschmeidiger und lassen sich leichter auftragen und verstreichen.

Verarbeitung: In der Fettphase schmelzen
Verwendung: als Konsistenzgeber in Cremes und Lotionen, für Hand- und Fußcremes, Lippenpflege und Wetterschutzcremes, zur Stabilisierung der Ölphase in W/O emulsionen
Einsatzmenge: 1 bis 5 %

Bienenwachs

CERA FLAVA ODER CERA ALBA

Bienenwachs ist ein Ausscheidungsprodukt der Honigbienen. Es besteht aus Estern langkettiger Fettalkohole, Fettsäuren und Kohlenwasserstoffen (Unverseifbarem). Das von den Bienen produzierte Wachs ist zunächst weiß. Die gelbe Farbe erhält es durch Inhaltsstoffe aus den Blütenpollen, die Carotin enthalten. Im Handel gibt es gelbes, ungebleichtes Bienenwachs (Cera flava) und das weiße, gereinigte (Cera alba). Sie unterscheiden sich nur in Farbe und Duft - das gelbe duftet intensiv honigartig, während das weiße Wachs fast geruchsneutral ist. Bienenwachs kommt meist als Pellets in den Handel, es schmilzt bei ca. 62 bis 65°C. Mit seiner schwachen Emulgatorwirkung kann es den eigentlichen Emulgator unterstützen und sorgt so für feste, stabile Emulsionen. Cremes, die Bienenwachs enthalten, sind nicht nur fester, sondern auch griffiger. Bei zu hoher Dosierung entsteht auf der Haut eine unangenehme wachsige Schicht.

Verarbeitung: In der Fettphase schmelzen
Verwendung: in Cremes bei rissiger Haut, in Babypflegecremes, in Hautschutzsalben, als »Emulgator« für Coldcreams, in Lippenpflegestiften
Einsatzmenge: 0,5 bis 4 %

Candelillawachs

CANDELILLA CERA

Die in Mexiko beheimatete staudenartige Pflanze gehört zur botanischen Familie der Wolfsmilchgewächse. Die Pflanze bildet auf ihren Blättern ein hartes Wachs aus, das durch Auskochen gewonnen wird. Es ist hell- bis dunkelgelb, hart, brüchig und glänzend. Es ist nahezu geruchsfrei. Erst beim Schmelzen macht sich ein süßlich-aromatischer Geruch bemerkbar. Candelillawachs enthält 18 bis 20 % Harz, 5 bis 6 % Oxylacton und 75 % Dotriakontan (ein Kohlenwasserstoff). Es ist also kein Wachs im engeren Sinne, sondern ein mit Harz vermischter Kohlenwasserstoff. Candelillawachs schmilzt bei ca. 67 bis 73°C. Es ist härter als Bienenwachs und weicher als Carnauba. Candelillawachs bringt Geschmeidigkeit und Griffigkeit in reine Fettformulierungen. Ein Zusatz von ca. 3 % Candelillawachs z.b. in Pflegebutter verbessert das Auftragverhalten und Hautgefühl deutlich.

Verarbeitung: In der Fettphase schmelzen
Verwendung: vorwiegend in Lippenstiften und -pflegestiften, in Pflegebutter (Massagebars), niedrig dosiert als Konsistenzgeber in Emulsionen, für Hand- und Fußpflege
Einsatzmenge: 2 bis 10 %

Carnaubawachs

CARNAUBA / CARNAUBA CERA / CARNAUBA WAX

Die Copernicia cerifera Mart., eine brasilianische Palmenart, ist der Lieferant für das Carnaubawachs. Es hat das größte Härtevermögen unter den natürlichen Wachsen. Die Carnaubapalme bildet in der Trockenzeit auf ihren Blättern Wachsschüppchen aus, die sie vor Wasserverlust schützen. Zur Gewinnung des Wachses werden die Blätter abgeschnitten und das Wachs abgeklopft oder abgebürstet, anschließend wird das Wachs gereinigt, filtriert und nach dem Festwerden in Stücke gebrochen. Es kommt als dunkelgelbe Schüppchen oder Flocken in den Handel. Carnaubawachs besteht vorwiegend aus gesättigten höheren Fettsäuren, Cerotinsäuremyricylester, Carnaubasäure, Cerotinsäure und Kohlenwasserstoffe. Die Schmelztemperatur liegt bei 83 bis 87°C. Das Wachs besitzt ein sehr gutes Ölbindevermögen. Lippenpflegestifte, die Carnaubawachs enthalten, werden auch bei höheren Temperaturen, z.B. am Strand, nicht matschig.

Verarbeitung: In der Fettphase schmelzen
Verwendung: vorwiegend in dekorativer Kosmetik, wie Lippenstifte, Kajalstifte und andere Schminkstifte, in Lippenpflegestiften
Einsatzmenge: 2 bis 6 %

Ceralan

POLYGLYCERYL-3 BEESWAX

Das hellgelbe, feinkrümelige Wachs ist ein Bienenwachsderivat, dessen Schmelzbereich zwischen 63 und 65°C liegt. Durch chemische Behandlung werden die freien Fettsäuren des Bienenwachses in Polyglycerolester umgewandelt. Diese chemische Veränderung bewirkt eine Verbesserung der Emulgatorwirkung. Ceralan kann mit Ölen stabile und glatte Gele erzeugen. Diese Gelstrukturen stabilisieren die Ölphase in W/O Emulsionen und verhindern auch die Sedimentation von Pigmentpartikeln in kosmetischen Formulierungen. So ist eine gleichmäßige Verteilung der Komponenten in der Emulsion gewährleistet. Mit Ceralan hergestellte Emulsionen und Ölgele zeichnen sich durch eine sehr gute Verteilbarkeit und ein weiches, samtiges Hautgefühl aus.

Verarbeitung: In der Fettphase schmelzen
Verwendung: als Co-Emulgator in Cremes und Lotionen, in wasserfreien Ölgelen, in der dekorativen Kosmetik für Make-up Cremes, Lippenstiften, in Sonnenschutzprodukten mit SoFi Tix Pulver
Einsatzmenge: 7 bis 9 % für Ölgele, 2 bis 5 % als Co-Emulgator und Konsistenzgeber

Cetylalkohol

CETYL ALCOHOL

Cetylalkohol zählt zur Gruppe der Fettalkohole. In der Natur findet man sie in Pflanzenölen, Fetten und Wachsen, wie z.b. in Walrat oder Tran. Unser Cetylalkohol wird synthetisch hergestellt. Er kommt als weiße, fast geruchlose Schuppen oder Perlen in den Handel. Cetylalkohol schmilzt bei ca. 49°C, ist in Alkohol und Ölen löslich, in Wasser unlöslich. Er hat leichte Emulgatorwirkung und ein gutes Wasserbindevermögen, verbessert dadurch Feinheit, Konsistenz und Geschmeidigkeit von Emulsionen. In geringer Konzentration hat er weichmachende und glättende Eigenschaften, was besonders bei trockener Haut erwünscht ist. In höheren Konzentrationen verbessert er das Einziehverhalten von Emulsionen. Sie wirken mattierend und trockener. Eine zu hohe Konzentration allerdings erzeugt ein stumpfes Hautgefühl und die Emulsionen lassen sich schwer verteilen.

Verarbeitung: In der Fettphase schmelzen
Verwendung: in Emulsionen vorwiegend bei fetter Haut, unreiner Haut, in geringer Konzentration auch in Cremes bei trockener Haut, in Handpflegecremes, Waschlotionen und Peelings, Haarspülungen und -kuren für jeden Haartyp, als Stabilisator der Wasserphase in O/W Emulsionen
Einsatzmenge: 0,5 bis 1% bei trockener Haut, sonst bis 3 %

Cupuacubutter

THEOBROMA GRANDIFLORUM

Der Cupuacubaum gehört zur botanischen Familie der Malvengewächse, wie auch der Kakaobaum. Seine Heimat ist Brasilien. Wildwachsende Bäume können bis zu 20 m hoch werden. In Kulturen werden nur ca. 6 bis 8 m Höhe erreicht. Ein ausgewachsener Baum produziert etwa 20 bis 30 Früchte, die jeweils bis zu 2 kg schwer werden können. Diese enthalten etwa 30 bis 50 bohnenförmige Samen, aus denen die Butter durch Pressen gewonnen wird. Cupuacubutter wird meist nur raffiniert angeboten. Sie ist hell beige, duftet fruchtig-frisch und ein bisschen kakaoähnlich. Cupuacubutter ist bei Raumtemperatur ein festes Fett, schmilzt bei ca. 35 bis 37°C und sollte schonend erwärmt werden. Cupuacubutter hat ein gutes Wasserbindevermögen und kann als Co-Emulgator eingesetzt werden. Sie zieht schnell ein, wirkt stärkend und schützend auf die Hautbarriereschichten, bewahrt die Hautfeuchtigkeit und reguliert die Lipidproduktion.

Zusammensetzung: 40 % Ölsäure, 33 % Stearinsäure, 7 % Palmitinsäure, 4 % Linolsäure, 11 % Arachinsäure, Tocopherole, ca. 2 % Phytosterole
Jodzahl: 45 / *Fetteigenschaft:* nicht trocknend
Verarbeitung: Zuerst die Fettphase ohne Butter erhitzen, Wasserbad vom Herd ziehen, Butter zugeben und durch Umrühren sanft schmelzen.
Verwendung: in Emulsionen vorwiegend bei trockener Haut, empfindlicher Haut und Haarpflegeprodukten bei trockenem, spröden Haar, als Ersatz für Sheabutter
Einsatzmengen: 3 bis 10 %

Kakaobutter

THEOBROMA CACAO

Die Heimat des Kakaobaumes sind die tropischen Regenwälder entlang des Amazonas und Orinocos. Die heutigen Hauptanbaugebiete sind Zentral- und Westafrika, Mittel- und Südamerika, Ceylon, Indonesien, Neuguinea und die Philippinen. Die Kakaobohnen enthalten 54 % Kakaobutter, 11 % Eiweiß, 9 % Zellulose, 7 % Stärke, 6 % Gerbstoffe und farbgebende Bestandteile, 5 % Wasser, 3 % Mineralstoffe und Salze, 2 % organische Säuren und Geschmacksstoffe, 1 % Theobromin, 1 % verschiedene Zucker und 0,2 % Koffein. Aus den Bohnen wird durch Pressen und anschließendem Filtrieren die Kakaobutter gewonnen. Kakaobutter schmilzt bei ca. 30 bis 35°C, sie verträgt keine große Hitze und sollte deshalb schonend erwärmt werden. Im Handel sind unterschiedliche Qualitäten verfügbar. Die unraffinierte Kakaobutter ist blassgelb und duftet nach Schokolade mit leichtem Vanillearoma. Raffinierte Ware ist ein fast weißes bis gräuliches Fett mit nur noch sehr dezentem Geruch. Die desodorierte Kakaobutter ist völlig geruchsneutral. Kakaobutter gibt es pulverisiert, als Chips und im Block. Emulsionen mit Kakaobutter sind zunächst noch sehr weich und erreichen erst nach einigen Tagen ihre endgültige Konsistenz. Sie neigen auch dazu, einen leichten Fettglanz zu hinterlassen.

Zusammensetzung: 27 % Palmitinsäure, 34 % Stearinsäure, 33,5 % Ölsäure, 2 % Linolsäure und 0,5 % alpha-Linolensäure
Jodzahl: 37 / *Fetteigenschaft:* nicht trocknend
Verarbeitung: Zuerst die Fettphase ohne Butter erhitzen, Wasserbad vom Herd ziehen, Butter zugeben und durch Umrühren sanft schmelzen.
Verwendung: in Emulsionen für sehr trockene, reife Haut, in Nachtcremes, bei spröder, rissiger Haut, in Lippenpflege, Balsame und Salben. Als Pflegekomponente in Badebomben, als festigende Komponente in Badebutter und Körperpflegebutter.
Einsatzmenge: 3 bis 5 % in Emulsionen, bis 50 % in Bade- oder Körperbutter

Mangobutter
MANGIFERA INDICA

Der Mangobaum gehört zur Familie der Sumachgewächse und ist in Indien und Burma zuhause, wird aber auch in Spanien und auf den Kanarischen Inseln kultiviert Die bis zu 2 kg schweren Früchte enthalten einen großen, fettreichen Kern, aus dem die Mangobutter durch Auspressen gewonnen wird. Das beigefarbene, feste Fett kommt meist nur raffiniert in den Handel und schmilzt bei 35 bis 40°C. Es ist fast geruchsneutral und von schmalzartiger Konsistenz. Mangobutter zieht gut in die Haut ein, hat feuchtigkeitsspendende, glättende und erweichende Eigenschaften. Mangobutter fühlt sich auf der Haut leichter und »feuchter« an, als Sheabutter und kann gut als Ersatz für diese verwendet werden. Sie verträgt, wie alle Butter, keine große Hitze und sollte schonend erwärmt werden.
Zusammensetzung: 6,5 % Palmitinsäure, 42,5 % Stearinsäure, 45 % Ölsäure, 3 % Linolsäure
Jodzahl: 44 / *Fetteigenschaft:* nicht trocknend
Verarbeitung: Zuerst die Fettphase ohne Butter erhitzen, Wasserbad vom Herd ziehen, Butter zugeben und durch Umrühren sanft schmelzen.
Verwendung: als Konsistenzgeber für leichte Emulsionen, Balsame, in Lippenpflege, in Sonnenschutz- und After-sun-Produkten, Handcremes und zur Haarpflege.
Einsatzmenge: in Emulsionen 5 bis 10 %, sonst bis 50 %

Reiswachs
ORYZA SATIVA WAX

Das noch relativ unbekannte Reiswachs ist ein Nebenprodukt der Reisölgewinnung. Das hellgelbe Granulat erinnert an Weizengries, es riecht dezent wachsig, der Schmelzpunkt liegt zwischen 78°C und 82°C. Es besteht vorwiegend aus Wachsester (ca. 43 % Lignocarinsäure, 16 % Behensäure) und Wachsalkoholen (C36 und C22). Daneben geringe Mengen Phospholipide, Phytosterine und Squalan. Reiswachs erhöht die Viskosität und die Streichfähigkeit von Emulsionen. Es erzeugt kompakte Emulsionen, die sich angenehm glatt und weich anfühlen. Im Vergleich zu Bienenwachs wirkt es leichter, ist nicht klebrig und abdichtend.

Jodzahl: 10 / *Fetteigenschaft:* nicht trocknend
Verarbeitung: In der Fettphase schmelzen
Verwendung: als Konsistenzgeber in Emulsionen, in Lippenpflege, Pflegebutter, dekorativer Kosmetik, das feine Granulat kann auch als milde Peelingsubstanz eingesetzt werden
Einsatzmenge: 1 bis 5 %

Sheabutter

BUTYROSPERMUM PARKII / VITELLARIA PARADOXA

Der Shea- oder Karitébaum, wie er auch genannt wird, ist in Zentralafrika beheimatet. Die Nüsse aus den bräunlichen, Pflaumen ähnlichen Früchten enthalten bis zu 50 % Fett. Die Gewinnung ist ein aufwändiger Prozess, der viel Handarbeit erfordert. Die Nüsse werden gestampft, die dadurch gewonnene Masse auf 50 bis 60°C erhitzt, das Fett verflüssigt sich, löst sich aus den Schalen und wird abgeschöpft. Das abgekühlte Fett ist die unraffinierte Sheabutter, eine weiß-gelbliche Masse mit deutlichem Fettgeruch. Die häufigste Gewinnungsart ist jedoch die Raffination. Hier wird die zerstampfte Masse auf ca. 150°C erhitzt. Bei diesem Verfahren ist zwar die Ausbeute höher, dabei werden aber viele wertvolle Inhaltsstoffe zerstört. Raffinierte Ware ist fast weiß bis leicht gräulich und geruchsneutral bis dezent schmalzig. Sheabutter zeichnet sich durch seine hohen Anteile an Unverseifbarem aus, das in unraffinierter Butter bis zu 15 % enthalten sein kann. Sheabutter hat feuchtigkeitsbindende Eigenschaften, macht die Haut geschmeidig und bewahrt die Elastizität. Sie erzeugt sahnige, geschmeidige Emulsionen und hat leichte Emulgatorwirkung. Sheabutter verträgt, wie alle Butter, keine große Hitze und sollte schonend erwärmt werden.

Zusammensetzung: 4 % Palmitinsäure, 43 % Stearinsäure, 46 % Ölsäure, 5,6 % Linolsäure, Phytosterine, Wachsester, Allantoin, Vitamin A, E und andere Begleitstoffe
Jodzahl: 65 / *Fetteigenschaft:* nicht trocknend
Verarbeitung: Zuerst die Fettphase ohne Butter erhitzen, Wasserbad vom Herd ziehen, Butter zugeben und durch Umrühren sanft schmelzen.
Verwendung: als universeller Konsistenzgeber in Cremes und Lotionen, besonders bei trockener, empfindlicher, geschädigter und reifer Haut, bei Hautveränderungen wie Schuppenflechte und Neurodermitis u. ä. kann sie auch pur verwendet werden. In Haarpflegemitteln bei trockenem, spröden Haar und Spliss, in Sonnenschutz- und After-sun-Produkten
Einsatzmenge: in Cremes und Lotionen 3 bis 10 %, für Spezialpflege auch pur

Sonnenblumenwachs
HELIANTHUS ANNUUS WAX

Das Wachs ist ein Nebenprodukt aus der Raffination von Sonnenblumenöl. Es kommt als hellgelbe, fast weiße Pellets oder als Granulat in den Handel. Beim Abkühlen des frisch raffinierten Sonnenblumenöls auf unter 15°C fällt ca. 4 % Wachs aus, das sich am Boden absetzt und isoliert werden kann. Sonnenblumenwachs setzt sich aus Kohlenwasserstoffen, mittelkettigen Fettsäuren und Alkoholen zusammen. Der Schmelzpunkt liegt zwischen 75° C und 80°C und es ist nahezu geruchsfrei. Sonnenblumenwachs hat ein gutes Ölbindevermögen, leichte Film bildende Eigenschaften und erzeugt ein glattes Hautgefühl. Es kann statt Bienenwachs eingesetzt werden.

Jodzahl: 8 / *Fetteigenschaft:* nicht trocknend
Verarbeitung: In der Fettphase schmelzen
Verwendung: als Konsistenzgeber in Emulsionen statt Bienenwachs (für alle, die keine tierischen Stoffe mögen), in Lippenpflegestifte, Pflegebutter, dekorative Kosmetik, das feine Granulat kann auch als Peelingzusatz verwendet werden
Einsatzmenge: 0,5 bis 5 %

Stearinsäure
STEARIC ACID (AND) PALMITIC ACID

Stearinsäure ist eine gesättigte Fettsäure, die in vielen tierischen und pflanzlichen Ölen und Fetten vorhanden ist. Stearinsäure wird durch Fettspaltung isoliert. Es entsteht zunächst ein Gemisch aus Stearin-, Palmitin- und Ölsäure. Die flüssige Ölsäure wird durch Auspressen oder Destillation entfernt, so dass ein Gemisch aus Stearin- und Palmitinsäure übrig bleibt. Das weiße, sehr feine Pulver ist also keine reine Stearinsäure, sondern eine etwa zu gleichen Teilen bestehende Mischung aus beiden gesättigten Fettsäuren mit geringen Anteilen Unverseifbarem. Stearinpalmitinsäure schmilzt bei ca. 57°C und wird als Konsistenzgeber in kosmetischen Formulerungen eingesetzt.

Jodzahl: 1 / *Fetteigenschaft:* nicht trocknend
Verarbeitung: In der Fettphase schmelzen
Verwendung: als Konsistenzgeber in allen Emulsionen, Haarpflegeprodukte, dekorative Kosmetik, das feine Pulver kann auch als Peelingzusatz verwendet werden
Einsatzmenge: 0,5 bis 2 %

Walratersatz
CETYL PALMITATE

Die Bezeichnung Walrat »ersatz« weist auf die früher verwendete Substanz hin, dem natürlichen Walrat. Ein Fett, das aus der Stirnhöhle des Pottwals gewonnen wurde. Zum Glück ist dies heute aus Tierschutzgründen untersagt. Cetylpalmitat ist der Hauptbestandteil des Walrats. Heute wird die Substanz synthetisch hergestellt. Es ist eine Mischung aus gesättigten, natürlichen Fettsäuren und gesättigten Fettalkoholen. Die gesättigten Fettsäuren aus Pflanzenfetten gewinnt man durch Verseifung und Anlagerung von Wasserstoff und anschließender Destillation. Die Fettalkohole werden dann mit den Fettsäuren verestert. Die weißen, wachsig-kristallinen Pastillen schmelzen bei 53°C. Walratersatz erzeugt geschmeidige, softe Emulsionen mit leichten filmbildenden Eigenschaften. In geringer Konzentration wirkt er feuchtigkeitsbindend, verbessert die Viskosität der Emulsionen und wirkt als leichter Co-Emulgator. Höhere Dosierungen vermindern Auftragverhalten und Hautgefühl. Emulsionen mit Walratersatz sind zunächst noch relativ weich und erreichen nach 1 bis 2 Tagen ihre endgültige Konsistenz.

Verarbeitung: In der Fettphase schmelzen
Verwendung: in Cremes und Lotionen für jede Haut, in Hand- und Fußcremes, Babypflegecremes, Haarpflegeprodukten, als Stabilisator der Wasserphase in O/W Emulsionen
Einsatzmenge: 0,5 bis 3 %

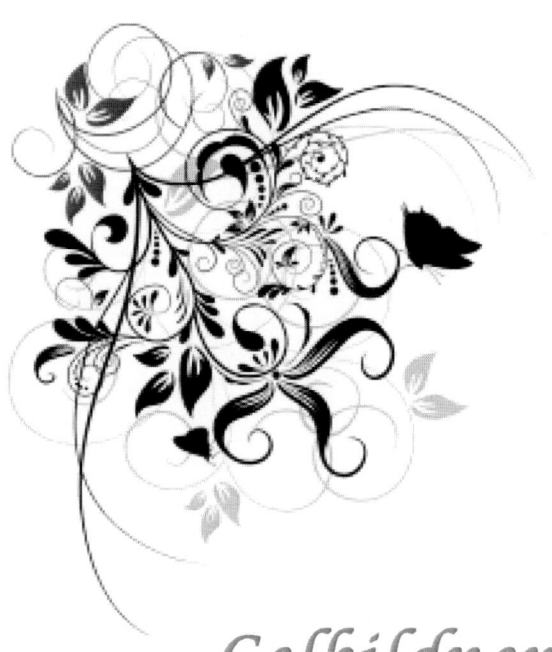

Gelbildner

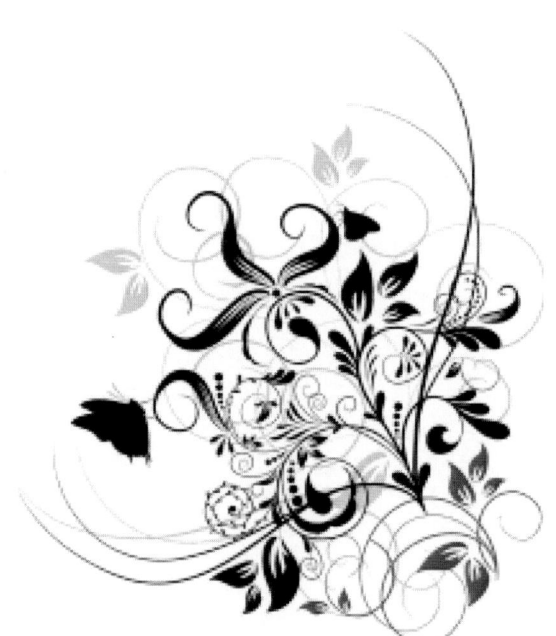

Alginat / Natriumalginat

ALGIN

Alginate und Alginsäure werden mit Hilfe von Alkali aus den Zellwänden von Seetang und verschiedenen braunen Seealgen gewonnen. Aus dem Extrakt wird das Polysaccharid als Calciumsalz oder Alginsäure ausgefällt. Alginsäure selbst ist nicht wasserlöslich aber quellbar, während die Natrium-, Calcium- und Aminsalze sowie die Ester wasserlöslich sind. Alginsäure kann das Zwei- bis Dreifache ihres Gewichtes an Wasser binden. Alginate sind sehr wirksame Verdickungsmittel und Gelbildner. Eine Konzentration von 0,25 bis 0,5 % reicht aus, um stabile Gele herzustellen. Sie werden vorwiegend als Verdickungsmittel und Emulsionsstabilisatoren in Shampoos, Zahnpasten, Masken und Massageprodukten eingesetzt. Durch den Zusatz von Calciumsalz oder durch Ansäuern lassen sich Alginatlösungen noch weiter verdicken. Alginate sind stabil bei Kälte und verhindern die Bildung großer Eiskristalle beim Einfrieren. Natriumalginat wird als beigefarbenes, feines Pulver angeboten. Sobald es mit Wasser in Kontakt kommt, bildet es ein Gel und es kommt sehr schnell zu Klümpchenbildung. Es ist daher sinnvoll, das Pulver zuerst in Weingeist zu dispergieren und anschließend das Wasser unter Rühren zuzufügen.

Verwendung: als Stabilisator in Emulsionen, als Grundlage für wässrige Gele, als Viskositätsregler in Shampoo und Duschgel
Einsatzmenge: als Stabilisator: 0,1 %; als Gelgrundlage: 0,5 bis 1 %

Guarkernmehl

CYANOPSIS TETRAGONALBA

Guarkernmehl wird aus den Samen von Cyanopsis tetragonalba gewonnen. Das gemahlene Guarmehl enthält neben dem Polysaccharid Guaran ca. 10 bis 15 % Wasser, 5 bis 6 % Protein, 2,5 % Rohfaser und 0,5 bis 0,8 % Asche. Das grauweiße Pulver löst sich durch kräftiges Rühren vollständig in Wasser und ergibt ein viskoses Sol. Guarkernmehl ist ein häufiger Ersatzstoff für Johannisbrotkernmehl. Die Kosmetikindustrie verwendet Guar vorwiegend in Roll-ons, als Stabilisator für Emulsionen und in Haarpflegeprodukten. Es verbessert die Nasskämmbarkeit der Haare. Guarkernmehl ist eine nichtionische Substanz und über einen breiten pH-Wert stabil. Auch Salze und geringe Mengen Öle lassen sich problemlos einarbeiten.

Verarbeitung: in Emulsionen vor der Wasserzugabe in der Fettphase dispergieren; als Gelgrundlage vor der Wasserzugabe in etwas Weingeist dipergieren
Verwendung: als Stabilisator in Emulsionen, als Grundlage für wässrige Gele, als Viskositätsregler in Shampoo und Duschgel
Einsatzmenge: als Stabilisator: 0,1 bis 0,2 %; als Gelgrundlage: 0,5 bis 1,5 %

Haarfestiger HF 37

POLYVINYLPYRROLIDON/VINYLACETAT (PVP/VA)

Haarfestiger HF 37 ist ein Synonym der Hobbythek für ein Gemisch aus Polyvinylpyrrolidon und Polyvinylacetat. Beide Stoffe stellen eine Art Kunstharz dar, die synthetisch durch Copolymerisation gewonnen werden. Polyvinylpyrrolidon (PVP) ist wasserlöslich und dadurch geschmeidiger und feuchtigkeitsempfindlicher. Polyvinylacetat (PVA) dagegen ist feuchtigkeitsbeständiger.»HF« steht für Haarfestiger und die Zahl»37« zeigt das Mischungsverhältnis an. Die sirupartige, klebrige Flüssigkeit HF 37 besteht aus 30 % PVP und 70 % PVA, die 50%ig in Alkohol gelöst ist. Durch den höheren Anteil PVA ist es wetterbeständiger und als Filmbildner für Haarsprays geeignet. Es lässt sich gut ausbürsten und verklebt nicht. Bei Daueranwendung entsteht jedoch leicht ein Grauschleier im Haar. Dies kann man durch einen Zusatz von ca. 1 bis 2 % Isopropylmyristat verhindern. Bei mehr als ca. 10 % Wasseranteil im Haarspray wird die Wetterbeständigkeit reduziert.

Verarbeitung: in Alkohol lösen
Verwendung: als Filmbildner in Haarsprays
Einsatzmenge: je nach gewünschten Festigungsgrad zwischen 5 und 10 %

Haarfestiger HF 64

POLYVINYLPYRROLIDON/VINYLACETAT (PVP/VA)

Haarfestiger HF 64 ist ein Synonym der Hobbythek für ein Gemisch aus Polyvinylpyrrolidon und Polyvinylacetat. Beide Stoffe stellen eine Art Kunstharz dar, die synthetisch durch Copolymerisation gewonnen werden. Polyvinylpyrrolidon (PVP) ist wasserlöslich und dadurch geschmeidiger und feuchtigkeitsempfindlicher. Polyvinylacetat (PVA) dagegen ist feuchtigkeitsbeständiger.»HF« steht für Haarfestiger und die Zahl»64« zeigt das Mischungsverhältnis an. Das weiße Pulver besteht aus 60 % PVP und 40 % PVA. Der geringere Anteil PVA setzt die Wetterbeständigkeit herab. Das Pulver ist in Alkohol und Wasser gut löslich. Es lässt sich gut ausbürsten und verklebt nicht. Bei Daueranwendung entsteht jedoch leicht ein Grauschleier im Haar. Dies kann man durch einen Zusatz von ca. 1 bis 2 % Isopropylmyristat verhindern.

Verarbeitung: in Alkohol oder Wasser lösen
Verwendung: als Filmbildner in Sprühhaarfestiger, Festigergele
Einsatzmenge: je nach gewünschten Festigungsgrad zwischen 2 und 8 %

Kieselsäure

SILICA

Kieselsäure zählt zu den anorganischen Gelbildner und kommt in der Natur in Kieselalgen und im Schachtelhalm vor. Als Kieselsäuren werden die Sauerstoffsäuren des Siliziums bezeichnet. Man unterscheidet, bedingt durch den Herstellungsprozess, zwei verschiedene Kieselsäuren. Die eine trägt die INCI-Bezeichung Silica. Es handelt sich hier um eine Kieselsäure mit kleiner Teilchengröße und hohem Wasserbindevermögen. Dieses reinweiße, bläulich schimmernde Pulver ist sehr fein und sehr leicht. Es fühlt sich auf der Haut stumpf an. Die andere trägt die INCI-Bezeichung Hydrated Silica, diese hat einen größeren Teilchendurchmesser. Bei dieser Kieselsäure stehen neben der Gelbildung, die abrasiven Eigenschaften im Vordergrund. Hydrated Silica wird im kosmetischen Bereich vorwiegend in Zahnpasten als Verdickungsmittel und Abrasiv eingesetzt. Silica bildet in Wasser stabile Gele und mit Ölen und Fetten s.g. Ölgele. Es ist der einzige mir bekannte Stoff, mit dem man ein klares Ölgel herstellen kann. Silica kann bis zu 40 % Wasser absorbieren, ohne seine Rieselfähigkeit zu verlieren. In Konzentrationen von 0,5 bis 1 % verbessert es die Fließfähigkeit von Puder. Gibt man ca. 2 bis 3 % Silica in Schüttelmixturen mit Feststoffanteil, verringert es die Sedimentationsgeschwindigkeit der Feststoffpartikel. Kieselsäurehaltige Zubereitungen sind temperaturbeständig, nicht klebrig und wenig anfällig für Mikroorganismen. Höhere Konzentrationen in kosmetischen Formulierungen wirken leicht austrocknend und erzeugen ein leicht stumpfes, raues Gefühl auf der Haut.

Verwendung: als Gelbildner für klare Zahnputzgelees, für Ölgele, als Rieselhilfe für Fuß- und Körperpuder und Milchbäder, in Deodorantien, zur Stabilisierung fettreicher Emulsionen (hier kann das gute Ölbindevermögen genutzt werden)

Einsatzmenge: je nach gewünschter Konsistenz 5 bis 10 %

Anmerkung: Oft wird Kieselsäure mit Kieselerde verwechselt. Sie sind nicht identisch. Achten Sie beim Kauf auf die genaue Bezeichnung und fragen Sie ggf. nach. Kieselerde bildet keine Gele und ist eher für Gesichtsmasken geeignet.

Wichtig: Kieselsäure staubt sehr stark. Achten Sie darauf, dass Sie die feinen Staubpartikel nicht einatmen. Kieselsäure ist zwar nicht giftig aber in der Nase sehr unangenehm. Schließen Sie vorher Fenster und Türen, vermeiden Sie Luftzug und tragen Sie ggf. eine Atemschutzmaske. Waschen Sie sich anschließend die Hände, damit anhaftenden Partikel nicht versehentlich in die Augen gelangen.

PNC 400
SODIUM CARBOMER

Der synthetische Gelbildner ist ein Polymer auf der Basis von Acrylsäure und Natriumsalz. PNC 400 bildet wasserklare Gele, die rückstandsfrei trocknen. Dies macht ihn zu einem perfekten Gelbildner für Haarstylingprodukte. Das feine, weiße Pulver besitzt eine gute Rieselfähigkeit und es staubt kaum. Gele auf PNC 400 Basis sind über einen breiten pH-Bereich stabil und vertragen bis zu 40 % Alkohol. Hohe Scherkräfte beschädigen die Polymerstruktur, dies führt zu Viskositätsverlust, d.h., das Ergebnis wird flüssig. PNC 400 darf wegen seiner geringen Alkoholverträglichkeit nicht in Weingeist vordispergiert werden. Zur Herstellung eines Gels wird das Pulver langsam unter Rühren ins Wasser gestreut. Als Viskositätsregler in Emulsionen wird empfohlen, PNC in der Ölphase zu dispergieren (Typ O/W) bzw. während Öl- und Wasserphase gemischt werden, PNC unter gutem Rühren einzustreuen (Typ W/O).

Verwendung: für klare Gelbasen, für jede Art Haargele, als Viskositätsregler in Emulsionen
Einsatzmenge: 0,2 bis 0,5 %

Xanthan standard

XANTHAN GUM

Xanthan ist ein hochmolekulares Polysaccharid, das seit mehr als 30 Jahren großtechnisch hergestellt wird. Das Xanthan bildende Bakterium Xanthomonas campestris wächst auf zucker- oder stärkehaltigen Lösungen. Nach dem Gärprozess wird das Medium in Alkohol ausgefällt, getrocknet und gemahlen. Xanthanlösungen verhalten sich pseudoplastisch, d.h., sie sind im Ruhezustand hochviskos und werden dünnflüssig, wenn sie gepumpt, gegossen, geschüttelt oder gerührt werden. Xanthan ist sowohl in kaltem, als auch in heißem Wasser löslich. Es neigt jedoch zur Klümpchenbildung. Xanthangele sind stabil über einen weiten pH-Bereich (3 bis 11), bei Salz- und Alkoholzusätzen und thermischen Schwankungen. Das Standard-Xanthan bildet ein trübes Gel mit einer puddingartigen, schleimigen Konsistenz aus. Nach dem Trocknen bleibt ein weißlicher Film zurück, der beim Reiben auf der Haut gummiartige Flusen verursacht.

Verarbeitung: in Emulsionen vor der Wasserzugabe in der Fettphase dispergieren; als Gelgrundlage vor der Wasserzugabe in etwas Weingeist dispergieren, kräftig rühren.
Verwendung: als Viskositätsregler in Emulsionen, Deo-Roll-ons, als Gelgrundlage
Einsatzmenge: 0,1 bis 1 %

Xanthan transparent

XANTHAN GUM

Die Kosmetikindustrie verwendet verschiedene Xanthan-Typen, deren Lösungen sich in Aussehen, Textur und Anwendungsbereich unterscheiden. Xanthan transparent ist ein Xanthan-Typ, dessen Eigenschaften sich deutlich vom bisher bekannten Xanthan unterscheiden. Das beigefarbene Pulver staubt nicht und ist frei fließend. Die Klümpchenbildung beim Einstreuen in Wasser ist gering. Diese lösen sich nach kurzer Zeit vollständig auf. Diese Lösung ist nicht schleimig, zieht kaum Fäden und bildet ein klares, transparentes, glattfließendes Gel. Das Gel trocknet nahezu rückstandsfrei ab. Beim Auftrag auf ein Trägerglas bleibt so gut wie kein Film zurück. Gele mit Xanthan transparent sind bei thermischen Schwankungen und über einen weiten pH-Bereich (3 bis 11) stabil, sie können bis zu 15 % Salze aufnehmen, ohne Veränderung der Viskosität. Xanthan transparent ist mit allen Tensiden und Alkohol kompatibel. Es darf nicht über 80°C erhitzt werden. Gele mit Xanthan transparent fühlen sich auf der Haut sehr leicht an und kleben nicht, auch Emulsionen wirken leichter, nicht abdichtend und zeigen nicht den typischen Glitscheffekt. Besonders in Shampoos und Duschgelen kommen diese Eigenschaften zum Tragen. Die Flüssigseifen fließen gleichmäßig und zeigen keinen Glibbereffekt.

Verarbeitung: 1. Gelgrundlage: Das Pulver unter ständigem Rühren mit dem Handrührgerät und Knethaken auf kleiner Stufe in ca. 50°C warmes Wasser streuen.
2. Das Pulver mit etwas Weingeist benetzen und unter Rühren mit einem Spatel zimmerwarmes Wasser zugießen. Mit der zweiten Methode entstehen so gut wie keine Luftblasen im Gel. Es braucht allerdings ein paar Minuten, bis es richtig andickt.
3. Viskositätsregler in Emulsionen: Das Pulver in eine kleine Menge Wasser einrühren und die ca. 30°C warme Emulsion portionsweise ins Gel einrühren. Bei dieser Vorgehensweise erhalten die Emulsionen eine besonders schöne, glatte Textur. Bei kaltgerührten Emulsionen kann das Pulver in der Ölphase dispergiert werden.

Verwendung: als Viskositätsregler in Cremes und Lotionen, Duschgele, Shampoos, Waschlotionen, Rasiergele, Haargele, Conditioners, Deo-Roll-ons
Einsatzmenge: 0,1 bis 1,5 %

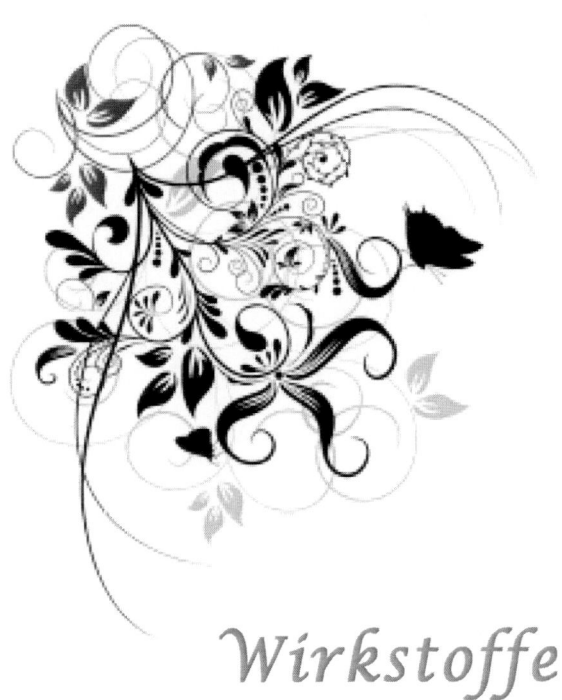

Wirkstoffe

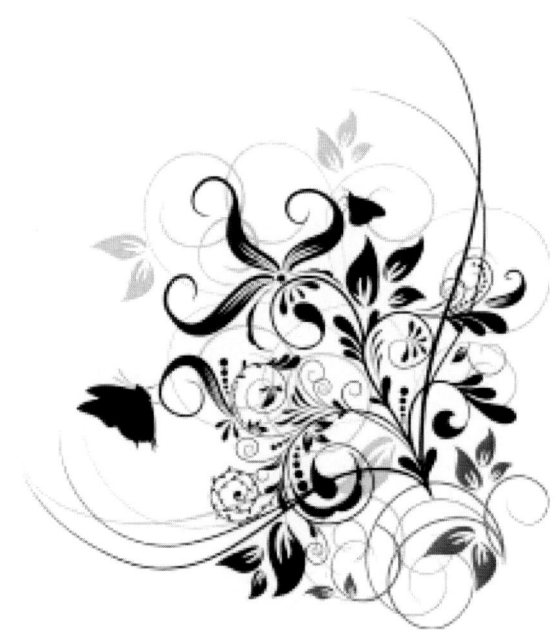

Allantoin

ALLANTOIN

Allantoin ist ein Produkt des Eiweißstoffwechsels, das im Harn von Säugetieren und in Pflanzen enthalten ist, z.b. in Roßkastanienrinde, Ahorn, Weizenkeimen, Beinwell, Schwarzwurzeln, Roten Rüben. Es wird aber auch aus Glycolsäure und Harnstoff synthetisch hergestellt. Das weiße, kristalline Pulver ist gut wasserlöslich und nicht wärmeempfindlich. Allantoin wird wegen seiner hautregenerierenden, glättenden, reizlindernden und feuchtigkeitsspendenden Eigenschaften häufig in Kosmetika eingesetzt.

Verarbeitung: in kaltem oder heißem Wasser lösen
Verwendung: in Cremes und Lotionen speziell bei empfindlicher Haut, trockener Haut, in Aknecremes, in Rasierwässer, Haarwässer, Gesichtswässer, Sonnenschutz- und After-sun-Produkten, Deodorants und in Babypflegecremes
Einsatzmenge: 0,1 bis 0,5 %

Alaun

AMMONIUM ALUM

Das farblose, kristalline Pulver ist chemisch das schwefelsaure Doppelsalz von Kalium und Aluminium (Kaliumaluminiumsulfat). Alaun enthält bis zu 45 % Kristallwasser und bildet farblose, durchsichtige Kristalle aus, die unter längerem Sauerstoffeinfluss verwittern. Wird Alaun erhitzt, schmilzt es im eigenen Kristallwasser, lässt sich in Formen gießen, wo es wieder erstarrt. Alaun ist in kaltem Wasser mäßig, in heißem Wasser gut löslich. Die wässrige Lösung reagiert sauer. Diesen Effekt macht man sich vor allem in Deodorantien zu Nutze. Wird die wässrige Alaunlösung auf die Haut aufgetragen, neutralisiert die Säure den Körpergeruch. Bei mehr als 30 % Alkohol in der wässrigen Lösung kristallisiert Alaun wieder aus und bildet einen Bodensatz. Kaliumalaun ist mineralischer Herkunft und wird in Naturkosmetik verwendet.

Verwendung: vorwiegend in Deodorantien, als Alaunstift zur Blutstillung nach der Nassrasur
Einsatzmenge: 0,5 %, als Blutstill-Stift pur (erhitzt, in Form gegossen und abgekühlt)

Aloevera

ALOE BARBADENSIS

Es gibt ca. 300 verschiedene Aloe-Arten. Die häufigste Verwendung findet allerdings die Aloe barbadensis Miller. Die ursprüngliche Heimat sind die Kanarischen Inseln, heute jedoch wird die Aloe auch in anderen Trockengebieten kultiviert, z.B. Afrika, Amerika, Balearen. Aus den dicken, fleischigen Blättern wird nur das innere schleimige Gel verwendet. Es enthält Acemannan (ein langkettiges Polysaccharid), Mineralstoffe, wie Calcium, Magnesium, Zink, Selen, Vitamine, Amionsäuren und sekundäre Pflanzenstoffe (Flavonoide). Neuere Untersuchungen haben ergeben, dass besonders das Acemannan eine große Wirksamkeit besitzt. Es schützt die Zellmembran und wirkt antibakteriell, antiviral und antimykotisch. Aloe vera wirkt sich positiv auf die Haut aus. Es bindet Feuchtigkeit in der Haut, beschleunigt die Bildung neuer Hautzellen, zeigt gute Heilwirkung, wirkt entzündungshemmend und antibakteriell. Im Handel sind verschiedene Aloe-Produkte erhältlich.

Aloevera Gel: reines Blattgel, klar und dünnflüssig, mit Zitronensäure (Citric Acid) als pH-Regulator und mit Benzoesäure (Sodium Benzoate) und Kaliumsorbat (Potassium Sorbate) konserviert. Die Konservierungsstoffe findet man auf dem Etikett der Flasche.

Einsatzmenge: bis 100 %

Aloevera 10-fach Konzentrat: leicht bräunliche Flüssigkeit mit dem typischen Geruch. Das Konzentrat entsteht aus dem Gel, dem durch Kondensation 10 Mal Wasser entzogen wird. Es ist ebenfalls konserviert (s.o.)

Einsatzmenge: 1 bis 2 %

Aloevera 1:200 Pulver: das feine, gelbliche Pulver wird durch Sprühtrocknung aus dem Gel hergestellt. Meist wird Maltodextrin (Malzzucker) als Trägerstoff verwendet. Im Handel ist jedoch auch ein reines Aloevera Pulver erhältlich. Dieses wird ohne Hilfsmittel aus dem puren Aloevera Gel durch Sprüh- oder Gefriertrocknung gewonnen. Beide Varianten sind nicht konserviert. Das Pulver ist leicht in Wasser löslich. Es kann auch bei pH empfindlichen Emulgatoren problemlos verwendet werden.

Einsatzmenge: Pulver mit Trägerstoff: 0,1 %, Pulver ohne Trägerstoff: 0,05 %; dies entspricht einer Einsatzmenge von ca. 10 % Aloevera Gel.

Verwendung: In kosmetischen Formulierungen bei trockener, feuchtigkeitsarmer Haut, rissiger Haut, unreiner Haut, Sonnenkosmetik, trockenen, stumpfen Haaren, Lippenpflege, Wund- und Heilsalben bei Hautverletzungen, Körpertonics

Avocadin / Unverseifbares des Avocadoöls

PERSEA GRATISSIMA (AVOCADO) OIL AND PERSEA GRATISSIMA
AVOCADO OIL UNSAPONIFIABLES

Der gelbliche, weiche, pastöse Stoff wird aus Avocadoöl gewonnen. Er besteht aus Avocadoöl und 20 bis 25 % unverseifbaren Anteilen, darunter ca. 80 bis 85 % Sterole. Beta-Sistosterin und Stigmasterin machen den größten Anteil aus. Daneben enthält Avocadin auch Tocopherole, Triterpenalkohole und Ketosteroide. Phytosterole (Phytosterine) sind natürliche Bestandteile von pflanzlichen Fetten und Ölen. Sie ähneln in ihrer chemischen Struktur dem Cholesterin und bilden die Vorstufen von Vitaminen und Hormonen (Steroide). Phytosterole sind Bestandteile von Zellmembranen. Sie sind die drittgrößte Lipidkomponente im Stratum corneum nach Fettsäuren und Ceramiden. In verschiedenen Studien wurde belegt, dass Avocadin die Hautfeuchtigkeit und Elastizität der Haut deutlich verbessert und den Transepidermalen Wasserverlust reduziert. Es stärkt die Hautbarriere und wirkt entzündungshemmend, indem es die Synthese von Botenstoffen, die bei einer Entzündung entstehen, reduziert. Durch UVA-Bestrahlung hervorgerufene Prozesse, die zur Faltenbildung führen, werden signifikant eingedämmt. Phytosterole können deshalb effektiv in die Hautalterungsprozesse eingreifen und die Haut wirksam vor weiterer Faltenbildung schützen. Avocadin hat in Emulsionen koemulgierende und ganz leicht konsistenzgebende Eigenschaften. Bei höherer Dosierung kann der Emulgatoranteil geringfügig reduziert werden. Es verbessert die Verteilbarkeit von Emulsionen und deren Einziehverhalten deutlich. Avocadin ist nicht hitzeempfindlich. Es zählt zu den Lipiden und wird der Fettphase zugerechnet.

Verarbeitung: in der Fettphase schmelzen
Verwendung: bei trockener Haut, geschädigter Haut, Neurodermitis, Schuppenflechte, in Sonnenschutz- und After-sun-Produkten
Einsatzmenge: 2 bis 10 %

Bioschwefel Fluid

SULFUR

Die braune, zähflüssige Substanz besteht aus kolloidalen (feinstverteilten) Schwefelpartikelchen, die an Fettsäureverbindungen angelagert sind. Bioschwefel Fluid ist in Alkohol gut, in Wasser mäßig löslich. Zur Verarbeitung in Shampoo wird Bioschwefel mit den Tensiden verrührt, bevor diese in Wasser gelöst werden. In allen anderen Formulierungen vermischt man Bioschwefel entweder mit einer kleinen Menge LV 41 oder etwas Alkohol und rührt diese Mischung in Wasser ein. Bioschwefel Fluid hat schuppenlösende (keratinaufweichende), leicht antiseptische Eigenschaften und wirkt regulativ auf die Talgdrüsen.

Verwendung: in Haarpflegeprodukten wie Shampoo, Haarwasser, Haarspülungen bei Schuppen, in Emulsionen bei Akne und fetter Haut
Einsatzmenge: 1 bis 5 %

Bisabolol / alpha-Bisabolol

BISABOLOL

Die synthetisch hergestellte Substanz kommt als klare, dickliche Flüssigkeit mit süßlich-blumigen Geruch in den Handel. Alpha-Bisabolol ist ein Sesquiterpenalkohol, der als Hauptwirkstoff bis zu 50 % im ätherischen Öl der Deutschen Kamille enthalten ist. Kamille birgt, wie alle Korbblütler, ein gewisses allergenes Potential. Im synthetisch hergestellten alpha-Bisabolol sind diese allergenen Substanzen nicht enthalten. Bisabolol ist löslich in Öl und Alkohol, nicht löslich in Wasser und Glycerin. Alpha-Bisabolol wirkt entzündungshemmend, heilungsfördernd, antibakteriell, regenerierend und hautberuhigend.

Verarbeitung: in die auf 30°C abgekühlte Emulsion einrühren
Verwendung: In kosmetischen Formulierungen speziell bei empfindlicher
Haut, gereizter Haut, unreiner Haut, in Sonnenschutz- und After-sun-
Pflege, Rassierwässer, Mundwässer, in Babypflegeprodukten.
Einsatzmenge: 0, 2 bis max. 0,8 %

Ectoin / RonaCare® Ectoin
ECTOIN

Das weiße, kristalline Pulver wird aus extremophilen Mikroorganismen
gewonnen. Sie sind die älteste Lebensform auf der Erde und können selbst
unter extremsten Bedingungen überleben. Sie leben z. B. im kochenden
Wasser von Geysiren, unter dem Eis der Antarktis oder in Wüsten und
Salzseen. In besonders trockener Umgebung, die zusätzlich durch hohen
Salz- und UV-Stress gekennzeichnet ist, finden sich häufig halophile Bakterien, wie z. B. Ectothiorhodospira halochloris oder Halomonas elongata. Halophile Bakterien bilden Ectoine, um die Biomoleküle in ihren Zellen vor
Hitze, Frost, Trockenheit und osmotischem Stress zu schützen. In der
Kosmetikindustrie wird Ectoin vor allem in Sonnenschutzprodukten schon
lange eingesetzt. Es schützt nachweislich die Zellen vor Umwelteinflüssen,
wie UV-Strahlung, Hitze, Trockenheit, Kälte und Reizungen z.b. durch Tenside.

Nach monatelanger Anwendung kann ich bestätigen, dass ectoinhaltige
Cremes durchaus in der Lage sind, Hitze- und UV-Stress für die Haut zu
minimieren. Sie kann sich schneller regenerieren und die Stressfaktoren
besser verkraften. Ection ist jedoch kein aktiver UV-Filter. Auf Sonnenschutzfilter sollten Sie daher nicht verzichten. Ectoin wird allgemein gut vertragen und zeigt kein irritatives Potential. Ectoin ist sehr leicht und völlig
unkompliziert zu verarbeiten. Es ist leicht löslich in Wasser, Ethanol, Glycerin und Propylenglykol, es ist stabil bei Licht- und Sauerstoffeinfluss. Es ist
von pH 1 bis 9 stabil und bis 80°C hitzebeständig.

Verarbeitung: in kalter oder heißer Wasserphase lösen
Verwendung: In Pflegeprodukten für jede Haut, besonders jedoch für
empfindliche, gestresste Haut und in Sonnenschutzcremes
Einsatzmenge: 0,3 bis 2 %

Elastinpulver P
HYDROLYZED WHEAT PROTEIN

Der Begriff »Elastin« für dieses feine, sehr leichte, gelbliche Pulver ist
etwas irreführend. Noch vor etlichen Jahren wurde Elastin aus tierischen
Substanzen hergestellt. Seit der BSE-Krise hat man andere Wege gefunden
und verwendet nun pflanzliche Ausgangsmaterialien. Unser heutiges
Elastinpulver P (»P« steht für pflanzlich) wird aus Weizengluten gewonnen, deren lange Proteinketten mittels Hydrolyse zerkleinert werden. Das
Pulver ist sehr gut wasserlöslich und hitzebeständig. Elastin wirkt stabilisie-

rend auf den Säureschutzmantel der Haut, erzeugt auf Haut und Haaren einen elastischen, feinen Film der die äußere Schuppenschicht der Haare glättet, die Elastizität der Haut verbessert und kleine Fältchen mildert, es erhöht die Haut- und Haarfeuchtigkeit, lässt die Haare fülliger, griffiger und glänzend aussehen.

Verarbeitung: in kalter oder heißer Wasserphase lösen
Verwendung: in kosmetischen Formulierungen wie Duschgel, Shampoo und andere Haarpflegemittel bei trockenem, geschädigtem Haar, feinem Haar, trockener Kopfhaut. In Cremes und Lotionen bei reifer Haut, trockener, feuchtigkeitsarmer Haut.
Einsatzmenge: 0,2 bis 1 %

Farnesol

FARNESOL

Farnesol gehört zur Gruppe der Sesquiterpenole, die in der Natur in einigen ätherischen Ölen vorkommen z.B. in Lindenblüten, Moschuskörneröl, Orangenblütenöl, Petitgrainöl und Cabreuvaöl. Für kosmetische Zwecke wird es meist synthetisch hergestellt. Es handelt sich um eine klare, ölige Flüssigkeit, die leicht nach Lindenblüten und Maiglöckchen duftet. Es oxidiert leicht unter Sauerstoffeinfluss und sollte kühl und dunkel aufbewahrt werden. Farnesol wirkt antibakteriell, vor allem gegen Staph. aureus, Staph. epidermidis und Corynebakterien, letztere sind Bakterienstämme, die für den Abbau von Schweiß und den damit verbundenen Schweißgeruch verantwortlich sind. Es wird allgemein als gut hautverträglich eingestuft. Farnesol ist löslich in Ölen und Alkohol, unlöslich in Wasser. Für den Einsatz in wässrigen Lösungen wird Farnesol mit dem Lösungsvermittler LV 41 zu gleichen Teilen vermischt.
Verwendung: in Deodorantien, desodorierende Fußsprays und Waschemulsionen, in Pflegeprodukten bei Akne
Einsatzmenge: 0,3 bis 0,5 %

Haarchitin liquid

CHITOSAN

Chitin ist einer der Hauptbestandteile der Zellwand von Pilzen und der Außenhaut von Krustentieren, Insekten und Spinnen. Es ist neben Zellulose das am häufigsten vorkommende Polysaccharid auf der Erde. Haarchitin liquid wird aus den Schalen von Krustentieren gewonnen. Es ist ein farbloser, zäher Stoff, der in Wasser gut löslich ist. Chitosan hat ähnliche Eigenschaften wie Hyaluronsäure, allerdings in abgeschwächter Form. Daher sind die Einsatzbereiche in der Kosmetik ähnlich. Chitosan verbessert die Nasskämmbarkeit der Haare, schützt durch die filmbildenden Eigenschaften vor Spliss, verbessert den Feuchtigkeitshaushalt von Haut und Haar.

Verarbeitung: in zimmerwarmen Wasser lösen, bei 30°C der Formulierung zugeben
Verwendung: in Shampoo, Haarkur- und spülung, Haarfestiger, in Cremes für reife, trockene Haut, Augencreme
Einsatzmenge: 0,5 bis 1%

Haarguar

GUAR HYDROXYPROPYL TRIMONIUM CHLORIDE

Aus den Samen des indischen Baumes Cyamopsis tetragonolobus wird Guarkernmehl gewonnen. Mittels chemischer Veränderung gewinnt man daraus ein gelbliches, feines Pulver, das sich ohne Klümpchenbildung gut in Wasser löst. Haarguar ist eine s.g. kationische Substanz. In Wasser gelöst, bildet Haarguar ein Sol (eine fließfähige, gelartige Masse). Haarguar verhindert die statische Aufladung der Haare durch anionische Tenside, es weist gute Substantivität zu Keratin auf (Anlagerung auf Haut und Haare), verbessert die Kämm- und Frisierbarkeit und wirkt glättend auf Haut und Haar.

Verarbeitung: in kaltes oder heißes Wasser einrühren
Verwendung: in Shampoo und Spülung bei trockenem und geschädigtem Haar als Haarkonditioner, in Duschemulsionen bei sehr trockener Haut, in Lotionen und Cremes zur Stabilisierung der Emulsion, in Rasiercremes und -gelen;
Einsatzmenge: 0,5 bis 1,5 %

Harnstoff

UREA

Harnstoff ist eine natürliche Substanz, die im Körper gebildet und mit dem Urin ausgeschieden wird. Für kosmetische Zwecke wird Harnstoff jedoch synthetisch hergestellt. Die Grundsubstanzen dafür bilden Ammoniak und Kohlendioxid. Das weiße, kristalline Granulat ist gut in Alkohol und Wasser löslich, jedoch wärmeempfindlich. In wässrigen Lösungen neigt Urea dazu, sich zu zersetzen. Dies macht sich an einem stechenden Ammoniakgeruch bemerkbar. Dieser Zersetzungsprozess wirkt sich auf den pH-Wert der Forumlierung aus, er steigt leicht an. Dadurch werden pH-empfindliche Konservierungsmittel unwirksam. Sie können den Zersetzungsprozess hinauszögern, indem sie Ihre Emulsion mit Natriumlaktat und Milchsäure leicht sauer puffern. Harnstoff hat stark hygroskopische (wasseranziehende) Eigenschaften. Er ist ein wichtiger Feuchthaltefaktor im Stratum corneum und wird deshalb häufig, zusammen mit Glycerin, in kosmetischen Präparaten für trockene, schuppige Haut eingesetzt. Durch seine polare Struktur hält er das Wasser in der Haut fest und bewahrt ihr dadurch Glätte und Geschmeidigkeit. Sinkt der Wassergehalt in der Hornschicht unter 15%, verursacht durch einen Harnstoffmangel, wird die Haut trocken, spröde und rissig. Harnstoff wirkt keratolytisch bzw. keratoplastisch (erweichender Effekt auf das Keratin der Haut) sowie juckreizmildernd.

Verarbeitung: In kaltem Wasser lösen und bei 30°C der Forumulierung zugeben.

Verwendung: in kosmetischen Formulierungen bei trockener Haut, reifer Haut, verhornter Haut (z.b. an den Fußsohlen), Schuppenflechte, Akne, Dermatitis

Einsatzmenge: 2 bis 5 %; bei stark verhornter Haut bis 10 %

Honig

MEL

Schon in der Antike wurde Honig als Kosmetikum verwendet. Honig enthält eine komplexe Mischung verschiedener Kohlehydrate. Die Zuckerzusammensetzung wird vorwiegend durch die von den Bienen besuchten Pflanzen bestimmt. Honig enthält ca. 38 % Fruchtzucker und ca. 31 % Traubenzucker. Weiter sind etwa 21 % Wasser enthalten und verschiedene Enzyme, Vitamine, Aminosäuren, Pollen, Mineralstoffe und über 120 Aromastoffe. Aufgrund des hohen Zucker- und geringen Wassergehalts ist er lange haltbar. Diese Kombination der Inhaltsstoffe bewirken leichte antibakterielle, feuchtigkeitsspendende, durchblutungsförderndeund weich machende Wirkung auf die Haut. Honig ist hitzeempfindlich, er sollte nicht über 40°C erwärmt werden. Bei höheren Temperaturen werden viele seiner wertvollen Inhaltsstoffe zerstört. Dosieren Sie Honig wegen seiner Klebrigkeit in Emulsionen sparsam. In Masken oder Badezusätzen dürfen Sie großzügiger sein. Da Honig auch geringe Menge Blütenpollen enthält, sollten Allergiker ggf. auf die Verwendung verzichten.

Verwendung: in Cremes und Lotionen bei trockener, rissiger, spröder Haut, in Gesichts- und Haarwässer, in Haarfestiger und Shampoo bei trockenen, spröden Haaren, in Gesichtsmasken, Lippenpflege, Hand- und Fußcremes

Einsatzmenge: in Emulsionen bis 2 %, in Badezusätzen bis 20 %, in Shampoo bis 5 %, auch pur als Gesichts- Hand- und Fußpackung

Honigquat 50

AQUA, HYDROXYPROPYLTRIMONIUM HONEY

Die farblose Flüssigkeit ist eine 50%ige Mischung aus Wasser und einem quaternärem Derivat aus Honig. Es wird durch chemische Reaktion von unabhängigen Hydroxyl-Gruppen, desodoriertem Honig und eines Ammonium Derivates hergestellt. Es wird unter dem Handelsnamen»Honeyquat 50« von der Firma Arch Chemicals Inc., USA, vertrieben. Man findet es auch mit der Bezeichnung»Honey Moisturiser«. Honigquat 50 ist leicht in Wasser löslich und nicht klebrig. Es ist hitzestabil, kann also auch in die erhitzte Wasserphase gegeben werden. Honigquat 50 hat die Fähigkeit doppelt so viel Feuchtigkeit zu speichern, wie die gleiche Menge Glycerin. Es verhindert die statische Aufladung der Haare, verbessert die Kämmbarkeit, verleiht schönen Glanz, glättet den Haarschaft, gibt dem Haar mehr Volumen und Geschmeidigkeit, ohne die Haare zu beschweren. In Hautpflegeprodukten verbessert es den Feuchtigkeitshaushalt und glättet das Hautrelief.

Verarbeitung: in der kalten oder heißen Wasserphase lösen oder pur dem fertigen Endprodukt zugeben
Verwendung: bei trockenem Haar, feinem Haar, trockener, feuchtigkeitsarmer Haut; es kann in Shampoo, Spülung, Duschgel, Hautcremes und Lotionen eingesetzt werden.
Einsatzmenge: 2 bis 5 %

Hyaluronsäure
SODIUM HYALURONATE

Die Hyaluronsäure ist ein sehr wichtiger, natürlicher Bestandteil des Bindegewebes und der Haut. Sie erfüllt im Körper viele wichtige Funktionen, wie z.b. die Speicherung von Wasser in der Haut, als Schmiermittel zwischen den Gelenken und im Gallertkern der Bandscheiben. Früher hat man Hyaluronsäure aus Hahnenkämmen gewonnen. Heute wird sie biotechnisch aus der Zellmembran von Mikroorganismen, hergestellt. Es handelt sich um das Natriumsalz der Hyaluronsäure. Das Pulver ist sehr leicht und kann große Mengen Wasser binden - pro Gramm etwa bis zu 6 Liter. So besteht z.b. unser Auge zu 98 % aus Wasser, das von 2 % Hyaluronsäure gebunden wird. Hyaluronsäure bildet thixotropische Gele, die im Ruhezustand fest und unter Bewegung flüssiger werden. Durch ihr hohes Wasserbindevermögen reguliert Hyaluronsäure den Feuchtigkeitshaushalt der Haut, verbessert deren Elastizität und Spannkraft. Uns stehen eine hochmolekulare und eine niedermolekulare Hyalurosnsäure zur Verfügung. Niedermolekulare Hyaluronsäure wird im Handel auch so deklariert, alle anderen, die entweder nur Hyaluronsäure oder den Zusatz HT tragen, sind hochmolekulare Sorten.

Hyaluronsäure hochmolekular: Ihre Molmasse liegt meist bei 1,5 Mio. g/mol. Diese großen Moleküle können die Hornschicht nicht passieren. Sie bildet einen leichten, flexiblem Film auf der Haut, der den transepidermalen Wasserverlust reduziert und kleine Fältchen aufpolstert. Das Hautbild erscheint dadurch feiner und glatter. Dieser Effekt zeigt sich nur so lange, wie die Hyaluronsäure verwendet wird.

Hyaluronsäure niedermolekular: Ihre Molmasse liegt zwischen 8.000 und 27.000 g/mol. Dieses geringe Molekulargewicht ermöglicht es, dass sie leichter die Hautbarriere überwinden kann und in der Haut als Feuchtigkeitsspeicher fungiert. Niedermolekulare Hyaluronsäure verstärkt die Zell-Zell-

Verbindungen in der Hornschicht und verbessert so den Feuchtigkeitsgehalt der Haut. Gele aus niedermolekularer Hyaluronsäure sind dünnflüssiger und bilden keinen Film auf der Haut.
Verarbeitung: 1. Unter Rühren mit einem Mixer das Pulver langsam in handwarmes Wasser rieseln lassen. 2. Das Pulver mit etwas Weingeist benetzen und unter Rühren mit einem Mixer handwarmes Wasser zugießen. Dieses Gel in die 30°C warme Emulsion rühren.
Verwendung: in Cremes bei trockener, feuchtigkeitsarmer Haut, reifer Haut, Augenpflegecremes, in speziellen Anti-Falten-Produkten
Einsatzmenge: 0,1 bis 0,5 %

Incroquat Behenyl TCM / Kurquat KDM
BEHENTRIMONIUM CHLORIDE

Beide Substanzen sind s.g. Quats (quaternäre Ammoniumverbindungen). Sie kommen als weiße, wachsige Perlen oder Schüppchen in den Handel. Die Ausgangsstoffe sind Behensäure (eine langkettige Fettsäure, die in einigen Pflanzenölen zu finden ist) und Cetylalkohol in unterschiedlicher Zusammensetzung. Incroquat: 25 % Aktivsubstanz, 75 % Cetylalkohol, Kurquat: 70 bis 80 % Aktivsubstanz, Wasser, Isopropanol. Beide Substanzen können gegeneinander getauscht werden. Dabei muss die unterschiedliche Zusammensetzung beachtet werden. Da Kurquat eine höhere Aktivsubstanz besitzt, wird auch nur etwa 1/3 der Incroquat-Menge benötigt. Die restlichen 2/3 werden mit Cetylalkohol aufgefüllt. Quats sind kationische Tenside, die die äußere Schuppenschicht der Haare glätten. Sie verhindern die elektrische Aufladung, verbessern die Nasskämmbarkeit und verleihen Glanz. Allerdings ersetzen Quats nicht die eigentliche Haarpflege.
Verwendung: in Haarspülungen
Einsatzmenge: Incroquat: 3 bis 6 %, Kurquat: 1 bis 2 %

Isopropylmyristat
ISOPROPYL MYRISTATE

Die klare, farb- und geruchlose, ölige Flüssigkeit ist ein Ester der Myristinsäure (C:14) und Isopropylalkohol. Es ist auch unter den Bezeichnungen »IPM« und »Myristinsäureisopropylester« bekannt. IPM wird in kosmetischen Produkten als Spreitmittel und Penetrationsverstärker eingesetzt. Ein geringer Zusatz IPM in der Ölphase verbessert die Verteilbarkeit und das Einziehverhalten von Emulsionen deutlich und erzeugt ein weiches, glattes Hautgefühl. Emulsionen mit hohen Fettphasen ziehen deutlich schneller ein und liegen nicht schwer auf. In Haarpflegeprodukten fungiert IPM als Rückfetter. Wegen seiner guten Spreitfähigkeit verteilt er sich auf den Haaren sehr schnell sehr fein, er wirkt dadurch nicht ölig, wie andere Öle. Er glättet den Haarschaft und verbessert die Kämmbarkeit nasser Haare. Er bildet einen feinen Schutzfilm und verhindert das Austrocknen der Haare. IPM ist auch ein ausgezeichneter Zusatz in Haarstylingprodukten,

die PVP/VA (z.B. HF37, HF 64) enthalten. Isopropylmyristat verhindert die
sonst übliche Grauschleierbildung durch PVP/VA. Auch nach zwei Jahren
durchgehender Anwendung eines Haarfestigergels mit PVP/VA und IPM
zeigten meine Haare keinerlei negative Veränderungen. Isopropylmyristat
ist ein Lipid und zählt zur Fettphase.

Verarbeitung: Mit der Fettphase erhitzen; für Haarpflege mit den anderen
Wirkstoffen zugeben.

Verwendung: in Hautcremes, Lippenpflege, Shampoos, Spülungen,
Haargele, Spreitmittel und Einziehhilfe
Einsatzmenge: 2 bis 15 %

Jojobagranulat

BUXUS CHINENSIS WAX

Jojobagranulat sind ganz kleine, weiße Wachskügelchen. Sie werden aus
dem Presskuchen, die Rückstände aus der Ölgewinnung, durch Mahlen hergestellt. Jojobagranulat ist ein relativ sanftes, weiches Abrasiv. Es wird auch
von empfindlicher Haut meist gut vertragen, da es nicht reizt.

Verwendung: für Peelingprodukte
Einsatzmenge: 5 bis 10 %

Lipoderminkonzentrat

AQUA, LECITHIN, ALCOHOL (Produkt in der Tube)

AQUA, LECITHIN, ALCOHOL CARTHAMUS TINCTORIUS (SAFFLOWER)
OIL (Produkt in der Dose)

Seit 2009 sind zwei Lipodermprodukte am Markt verfügbar. Das eine ist,
wie bekannt, in Tuben abgepackt, das andere in einer Dose. Sie unterscheiden sich nur geringfügig in ihrer Zusammensetzung. Das Lipodermin in der
Tube besteht aus 20 % Lecithin, 16 % Weingeist und 64 % Wasser. Es ist
ein klares, gelbes Gel mit dem typischen Lecithingeruch. Dem Produkt in
der Dose sind zusätzlich 0,5 % Distelöl beigemischt. Es ist eine cremegel-
artige, gelbliche Substanz. Diese neue Rezeptur war wegen der neuen
Abpackform notwenig geworden. Für welches Sie sich entscheiden, ist egal,
da bei beiden Produkten Wirkung, Einsatzmenge und Verarbeitung identisch sind. Der Lecithinanteil bei beiden Produkten enthält bis zu 87 % des
hautphysiologisch wertvollen Phosphatidylcholin. Durch die Verarbeitung
(kräftiges Rühren) in Wasser werden Liposome gebildet. Dies sind winzige
Hohlkügelchen aus Lipiden mit einem Wasserkern. Liposome sind in der
Lage, tief in die Hornschicht der Haut einzudringen und Feuchtigkeit einzu-
schleusen. Mit Lipoderminkonzentrat und etwas Gelbildner lassen sich Gele
und Fluids herstellen, die keine weiteren Emulgatoren benötigen. Die
Emulgatorwirkung ist allerdings nicht so ausgeprägt, wie bei den üblichen
Emulgatoren. Lipodermin verbessert das Einziehverhalten von Emulsio-
nen, Ölgelen und Balsamen. Der sonst übliche Fettglanz wird deutlich gemil-

dert. Es glättet spürbar die Haut und wird daher oft in spezieller Anti-Falten Pflege eingesetzt. Vereinzelt wird empfohlen, das Gel pur bei akuter Akne anzuwenden. In diesem Fall wird es punktuell auf die betroffenen Stellen aufgetragen. Vermeiden Sie eine großflächige Behandlung mit dem puren Gel, es kann die Haut austrocknen. Was bei Pickeln erwünscht ist, kann bei gesunder Haut zu Hautschuppung führen.

Verarbeitung: In einem Teil der zimmerwarmen Wasserphase mit anderen Wirkstoffen gut verquirlen und bei 30°C in die Emulsion einrühren.

Verwendung: in Emulsionen und Gelen bei reifer Haut, trockener Haut, feuchtigkeitsarmer Haut, in After-sun-Pflege, Augencremes, in höherer Konzentration auch bei unreiner, fetter Haut
Einsatzmenge: 3 bis 8 %, bei fetter Haut bis 15 %

Mandelkern-Olivenstein-Granulat
PRUNUS DULCIS, OLEA EUROPAEA

Die sandbraunen kleinen Körnchen werden aus getrockneten Mandelkernen und Olivensteinen durch Mahlen gewonnen. Das Granulat wirkt intensiv abrasiv, es ist daher vorwiegend für Körperpeelings und bei robuster Gesichtshaut zu empfehlen.

Verwendung: für Peelingprodukte
Einsatzmenge: 5 bis 10 %

Milchpulver
LAC POWDER

Milchpulver wird durch Sprühtrocknung aus frischer Milch hergestellt. Im Handel sind verschiedene Milchsorten als Pulver erhältlich. Die gängigste Milch ist Kuhmilch.

Sie wird als **Voll- und Magermilchpulver** (Lac Powder) angeboten. Kuh-Vollmilchpulver enthält ca. 5 % Lactose (Milchzucker), 4 % Fett, 3,5 % Eiweiß, des weiteren Mineralstoffe wie Calzium, Eisen, Natrium, Kalium, Magnesium, u.a., und die Vitamine A, D, E, K, B1, B2, B6, B12, C, H, Nikotinsäureamid, Pantothensäure (Vitamin B5). Kuhmilchpulver ist blassgelb, fein und gut rieselfähig.

Beliebt ist auch **Schafmilchpulver** (Ovis Lac Powder). Dieses enthält ca. 6,8 % Fett, 5 % Lactose, 6 % Eiweiß, 0,9 % Mineralstoffe, darunter Calcium, Kalium, Magnesium, Phosphor, Natrium und die Vitamine A, D, E, Riboflavin, B6, B12 und Vitamin C. Schafmilchpulver ist fast weiß mit dem typischen Geruch.

Ziegenmilchpulver (Caprae Lac Powder) setzt sich zusammen aus 2,8 bis 3,5 % Eiweiß, 2,7 bis 3,5 % Fett, 4,4 % Lactose, die Spurenelemente Kupfer, Zink, Phosphor, Bor, Titan und Chrom, die Mineralstoffe Calcium, Kalium, Natrium und Magnesium, die Vitamine A, B1, B2, C, D und E. Die Ziegen-

milch ist die an Spurenelementen und Mineralstoffen reichste Milch. In
Struktur und Aufbau ist die Ziegenmilch der Muttermilch sehr ähnlich. Die
Milch riecht und schmeckt nach Ziege. Das Pulver ist flockiger, als das der
Kuhmilch, es löst sich auch nicht ganz so willig auf.

Stutenmilchpulver (Equae Lac Powder) ist teuer, relativ selten erhältlich
und vermittelt ein wenig Luxus. Immer häufiger findet man spezielle
Stutenmilchkosmetik. Sie ist in Bezug auf Ihre Zusammensetzung der Muttermilch ähnlich. Sie enthält ca. 1 % Fett, 6 % Lactose, 2 % Eiweiß, 0,3 %
Spurenelemente, sowie Vitamine und Enzyme. Stutenmilchpulver hat eine
ähnliche Beschaffenheit, wie Kuhmilchpulver. Es ist blassgelb mit dem typischen intensiven Geruch.

Welches Milchpulver Sie verwenden, bleibt Ihrer persönlichen Vorliebe über-
lassen. Alle Milchpulver können in kosmetischen Produkten, wie Cremes,
Lotionen, Badezusätze und Duschgele eingesetzt werden. Milchpulver als
Zusatz in Pflegeprodukten stabilisiert den Säureschutzmantel, belebt und
glättet die Haut, spendet Feuchtigkeit und versorgt die Haut mit vielen
wichtigen Vitaminen und Mineralstoffen. Cremes mit Milchpulver ziehen
schneller in die Haut ein, in Emulsionen mit hohen Fettphasen vermindert
es den sonst üblichen Fettglanz. Die Cremes wirken allgemein matter und
fühlen sich zarter an. Zudem unterstützt die Milch als Co-Emulgator die
Stabilität der Emulsion. In Duschgelen und Badezusätzen kann Milchpulver
als Rückfetter und Co-Emulgator genutzt werden.

Verarbeitung: In kalter oder heißer Wasserphase lösen.
Verwendung: in allen kosmetischen Produkten, wie Cremes, Lotionen,
Badepulver, Badekugeln, Duschgele oder pur als Milchbad
Einsatzmenge: in Emuslionen bis 5 %, in Badezusätzen bis 100 %

Milchsäure 80%ig
LACTIC ACID

Milchsäure ist eine organische Säure, die aus verschiedenen Zuckerarten
durch Bakterien gebildet wird. Die klare Flüssigkeit schmeckt und riecht
sauer. Wir kaufen meist eine 80%ige Verdünnung der Milchsäure, deren
pH-Wert 1,8 beträgt. Milchsäure kommt im Hydro-Lipid-Film der Haut vor.
Sie ist dort, neben anderen hauteigenen Substanzen, für die Stabilisierung
des Säureschutzmantels verantwortlich. Sie bindet Feuchtigkeit und steuert
den Verhornungsprozess der Epidermis. Sie zählt neben anderen Säuren,
wie Glycolsäure, Apfelsäure und Weinsäure, zu den s.g. AHAs (Alpha-
Hydroxy-Acids). Milchsäure wird niedrig dosiert in kosmetischen Mitteln
meist als pH-Regulator und als Feuchthaltemittel verwendet. Milchsäure,
bzw. AHAs werden auch als Peeling, s.g. Fruchtsäurepeeling eingesetzt. Das
Wirkprinzip ist jedoch völlig anders, als bei einem Peeling mit z.B. Seesand.
Während mechanische Peelings nur die äußeren Schichten abrubbeln, wirken AHAs während der Bildung der Hornschicht. Sie lockern die Kittsubstanz
zwischen den Hornlamellen und sorgen so für eine Verdünnung der Epi-

dermis. Diese Fruchtsäurepeelings sollten nur von einer erfahrenen Kosmetikerin oder vom Hautarzt durchgeführt werden. Bei falscher, zu hoher Dosierung können Verätzungen auftreten.

Verwendung: als pH-Regulator in allen kosmetischen Produkten, als Feuchthaltemittel
Einsatzmenge: 0,1 bis 1 %

Natriumlaktat
SODIUM LACTATE

Natriumlaktat ist das Salz der Milchsäure. Die farblose, klare Flüssigkeit ist meist eine 50 oder 60%ige Lösung in Wasser. Natriumlaktat wird in der Nahrungsmittel- und Kosmetikindustrie als Säureregulator und Feuchthaltemittel eingesetzt. In unserer Haut entsteht das Salz der Milchsäure durch Stoffwechselvorgänge und fungiert dort, zusammen mit Milchsäure als Puffersubstanz, die den pH-Wert der Haut stabilisiert. In kosmetischen Produkten steuert Natriumlaktat zusammen mit Milchsäure ähnliche Vorgänge (siehe Harnstoff). Natriumlaktat dient, in Verbindung mit Milchsäure, als sehr guter Hydratisierer für Haut und Haar. Es ist allgemein gut verträglich und in jeder Art Kosmetika einsetzbar. Es ist leicht zu verarbeiten, da es sich sehr leicht in Wasser löst. Das Salz der Milchsäure, das Laktat, wird immer in Verbindung mit Milchsäure eingesetzt. Fügen sie immer erst das Laktat zu und dann die Milchsäure. Natriumlaktat wird über Apotheken vertrieben. Fragen sie vor dem Kauf nach dem Preis, es gibt zum Teil große Preisunterschiede. 100 ml ist die übliche Verpackungseinheit und sollte nicht mehr als 9 bis 12 Euro kosten.

Verwendung: als Hydratisierer in Cremes, Lotionen, Shampoos, Duschgele, Gesichts-, Haar- und Rasierwässer
Einsatzmenge: 2 % 50%ige Lösung + 0,5 % Milchsäure; bei hohen Ureagehalt (10 % und mehr) 4 % 50%ige Lösung + 1 % Milchsäure

Natron / Natriumbicarbonat
SODIUM BICARBONATE

Natriumbicarbonat ist ein weißes, Gries ähnliches Pulver. Es ist auch unter den Bezeichnungen »Kaisernatron«, »Speisesoda« oder auch »Backsoda« bekannt. Es ist Bestandteil von Backpulver, man findet es im Supermarkt bei den Backzutaten oder Gewürzen. Es wird aus Kochsalz hergestellt, indem man Chlor gegen Karbonat (Kohlensäure) austauscht. Natriumbicarbonat ist ein rein doppeltkohlensaures Natron, das Säuren bindet und in neutrale Salze und sprudelnde Kohlensäure umwandelt. Es ist mild alkalisch. Natriumbicarbonat kann in Kosmetika vielseitig eingesetzt werden. Wie z.B. als pH Regulator, wenn der pH Wert eines Produkts zu niedrig ist, lässt er sich mit Natron anheben. Für diesen Zweck stelle ich eine Lösung her, die ich tropfenweise meiner Emulsion zugebe. Diese Lösung setzt sich aus 80 % destl. Wasser, 15 % Weingeist und 5 % Natriumbicarbonat zusammen. Der pH Wert dieser Lösung liegt bei 9, also mild alkalisch und keinesfalls hautreizend. Da Natron mit Säure reagiert, kann es vor allem bei Duschgelen und Shampoos zur Schaumbildung kommen. Dieser löst sich aber nach einigen Stunden wieder auf. Natriumbicarbonat ist auch, in Verbindung mit Zitronensäure, eine wichtige Grundzutat für sprudelnde Badekugeln. Natron ist ein guter Geruchskiller und kann auch als Deowirkstoff eingesetzt werden.

»Natron« ist ein gängiger Überbegriff, der häufig zu Verwechslungen führt. Im Handel sind zwei weitere Stoffe erhältlich, die nichts mit dem oben beschriebenen Natriumbicarbonat zu tun haben.

1. Natriumcarbonat ist die Bezeichnung für Waschsoda. Dieser Stoff wird im Haushalt zum Wäsche waschen verwendet, er ist hautreizend und nicht für kosmetische Zwecke geeignet. 2. Natriumhydroxid (NaOH) ist stark ätzend und wird zum Seife sieden verwendet. Beim Hantieren mit Natriumhydroxid sind entsprechende Vorsichtsmaßnahmen zwingend erforderlich. Dies hier näher zu beschreiben, würde den Rahmen sprengen. Bei Naturseife.com finden Sie dazu ausführliche Informationen.

Verwendung: als pH Regulator, Badekugeln, Badesalz, in Deodorantien, Fußpuder
Einsatzmenge: nach Bedarf und Rezept

Nuratin P
HYDROLYZED WHEAT GLUTEN, HYDROLYZED WHEAT PROTEIN

Die bernsteinfarbene Flüssigkeit ist ein Eiweißhydrolysat, das aus Weizenprotein hergestellt wird. Die langen Proteinketten werden mittels Hydrolyse (Spaltung chemischer Verbindungen durch Wasser) zerkleinert. Sie werden dadurch wasserlöslich. Eiweißhydrolysate sind gute Filmbildner. Sie wirken feuchtigkeitsbindend, glätten die Oberflächenstruktur von Haut und Haar, verbessern die Kämmbarkeit und Frisierbarkeit. Nuratin P neigt in zu hoher Dosierung zu Klebrigkeit und kann die Haare stumpf und fettig wirken lassen.

Verarbeitung: bei ca. 30°C in die Forumlierung einrühren
Verwendung: in Shampoo und Haarspülung bei trockenem, spröden Haaren, gespaltenen Haarspitzen, in Emulsionen bei reifer, trockener Haut, in Anti-Falten Cremes, bei brüchigen Fingernägeln
Einsatzmenge: Haar- und Nagelpflege: 2 bis 5 %, Hautpflege: 0,5 bis 1 %

Odex
ZINC RICINOLEATE, TETRAHYDROXYPROPYL ETHYLENEDIAMINE, LAURETH-3, PROPYLENE GLYCOL

Die dickflüssige, klare, seifig riechende Substanz ist eine Verbindung des Zinksalzes der Ricinolsäure aus Rizinusöl, einem PEG-basierenden Emulgator, einem s.g. Chelatbildner (Komplexbildner) und Propylenglykol. Die Substanz ist in Wasser und Alkohol löslich. Odex neutralisiert Gerüche und wird daher vorwiegend als Deowirkstoff eingesetzt. Eine Mischung aus Odex, Wasser und Alkohol ist milchig-trüb. Nach einiger Zeit setzen sich weiße Partikel ab. Mit einigen Tropfen Milchsäure wird die Mischung klar.

Verwendung: in allen Arten von Deodorantien, Raumsprays und zum Reinigen von Parfümflakons
Einsatzmenge: 1,5 bis 3 %

Pirocton Olamin
PIROCTONE OLAMINE

Das feinkristalline, weiße Pulver trägt die chemische Bezeichnung 1-Hydroxy-4-methyl-6-(2,4,4-trimethylphenyl)-2(1-H)-pyridon-Ethanolaminsalz. Pirocton Olamin ist ein sehr wirksamer Anti-Schuppen-Wirkstoff. Er vermindert die Zellteilungsaktivität auf der Kopfhaut, wirkt schuppenlösend und antimikrobiell. Das Pulver ist in Weingeist löslich, in Wasser dispergierbar. Die beste Wirksamkeit wird bei einem pH-Wert zwischen 6 und 7 erreicht.
Verarbeitung: In Wasser dispergieren oder in Weingeist lösen und mit den Tensiden mischen.
Verwendung: in Shampoos und Haarwässer bei Kopfschuppen
Einsatzmenge: Shampoo 0,75 bis 1 %, Haarwässer max. 0,05 bis 0,1 %

Promelanin
BUTYLENGLYKOL, ACETYL TYROSINE, HYDROLYZED VERG. PROTEINE
ADENOSIN, TRIPHOSPHATE

Unsere Haut produziert ständig neues körpereigenes Melanin. Dieser Vorgang bewirkt einen natürlichen Sonnenschutz, die s.g. Lichtbarriere. Zwischen den Basalzellen unserer Haut liegen s.g. Malanocyten, das sind Melanin bildende Zellen. Diese reichen mit ihren weit verzweigten Ausstülpungen bis in die Schichten der Epidermis und transportieren das Melanin in jede einzelne Epidermiszelle. Promelanin, eine bräunliche Flüssigkeit, die aus Butylenglykol, natürlichen Aminosäuren (Tyrosin) und Enzymen aus pflanzlichen Proteinen hergestellt wird, ist ein s.g. Bräunungsbeschleuniger. Dieser aktiviert die Stoffwechselvorgänge und regt die Malanocyten zur vermehrten Tätigkeit an. Promelanin sollte immer in Verbindung mit Sonnenfiltersubstanzen eingesetzt werden um eine Hautschädigung zu vermeiden.
Verarbeitung: bei 30°C in die Emulsion einrühren.
Verwendung: In Sonnenschutzkosmetik
Einsatzmenge: 5 %

Seidenprotein

HYDROLYZED SILK

Die klare, süßlich riechende Flüssigkeit ist eine wässrige Lösung von Seiden-
aminosäuren und Seideneiweiß. Das Ausgangsmaterial, der Seidenfaden,
besteht zu 75 % aus Fibroin (gehört zur Gruppe der beta-Keratine) und ca.
25 % Serecin. Die Substanz ist gut in Wasser, Propylenglykol und Glycerin
löslich. Mit fetten Ölen und Ethanol ist sie nicht mischbar. Seidenprotein
wird sowohl in Haarpflegeprodukten als auch in Cremes eingesetzt. Es
reguliert den Feuchtigkeitshaushalt, wirkt filmbildend und allgemein pflegend. Das Fibroin hat die Eigenschaft, sich beim Trocknen zusammen zu
ziehen. Dadurch wird ein hauchdünner Film gebildet, der ein geschmeidiges
Hautgefühl vermittelt. Als Nebeneffekt werden feine Fältchen leicht ge-
strafft. In Haarsprays verbessert es die Haltbarkeit der Frisur, ohne die
Haare zu verkleben.

Verarbeitung: Bei 30°C in die Formulierung rühren.

Verwendung: In kosmetischen Formulierung bei reifer, faltiger Haut,
trockener Haut, spröden, stumpfen Haaren, in speziellen Anti-Falten-
Produkten

Einsatzmenge: 2 bis 5 %

SoFi O

METHYLBENZYLIDENE CAMPHER

SoFi O ist ein Kürzel für eine Sonnenfiltersubstanz, die die Hobbythek
bekannt gemacht hat. SoFi steht für Sonnenfilter und O für öllöslich. Das
weiße Pulver ist ein Kampferderivat und wird unter den Handelsnamen
Eusolex 6300 und Parsol 5000 vertrieben. Es ist in fetten Ölen und Alkohol
löslich. Methylbenzylidene Campher filtert die gefährlichen UV-B Strahlen
und lässt die bräunenden UV-A Strahlen passieren. Die zulässige Höchstkonzentration liegt bei 6 %. 3-(4-Methylbenzyliden)-Campher, so die chemische Bezeichnung für diesen Stoff, kann bei empfindlichen Personen
Sonnenallergie auslösen. Wer sehr empfindliche Haut hat, zu Allergien neigt
und / oder reine Naturkosmetik bevorzugt, sollte auf SoFi O verzichten.

Verarbeitung: In der heißen Fettphase lösen.

Verwendung: alle Arten von Sonnenschutzprodukten, die Lipide und /
oder Alkohol enthalten, z.B. Lotionen, Cremes, Ölgele

Einsatzmenge: max. 6 %; pro Prozent SoFi O in der Gesamtmenge steigt
der LSF um ca. 2. Es kann so ein maximaler LSF von ca. 12 erreicht
werden

SoFi W 50%ig

PHENYLBENZIMIDAZOLE SULFONIC ACID AND TROMETHAMINE

Die klare, leicht viskose Flüssigkeit ist ein wasserlöslicher UV-B Filter, der 50 %ig in Wasser gelöst und mit Paraben konserviert ist. Das Kürzel SoFi W ist ein Pseudonym der Hobbythek für die chemische Substanz Eusolex 232 TS liquid und steht für Sonnenfilter wasserlöslich. Sie neigt jedoch dazu, relativ schnell auszukristallisieren. Bilden sich in der Flasche Kristalle, lassen sie sich durch Erwärmen im Wasserbad und viel Geduld wieder auflösen. Die zulässige Höchstkonzentration des unverdünnten Eusolex 232 liegt bei 8 %. Theoretisch wäre also eine Einsatzkonzentration von 16 % SoFi W 50% möglich. Es ist dennoch davon abzuraten, so hoch zu dosieren, denn das Produkt wirkt schnell klebrig bei mehr als 6 bis 7 % in der fertigen Emulsion. Mit SoFi W 50 % ist deshalb nur ein leichter bis mittlerer Sonnenschutz möglich. Höhere Lichtschutzfaktoren können durch Kombination mit SoFi O und / oder SoFi Tix Breitband erreicht werden. SoFi W 50 % ist zur Herstellung von Naturkosmetik nicht geeignet.

Verarbeitung: In der heißen Wasserphase lösen.
Verwendung: alle Arten von Sonnenschutzprodukten, die Wasser enthalten, z.B. Lotionen, Cremes, Sprays und wässrige Gele
Einsatzmenge: max. 6 %; pro Prozent SoFi W 50 % in der Gesamtmenge steigt der LSF um ca. 1. Es kann so ein maximaler Sonnenschutzfaktor von 6 erreicht werden.

SoFi Tix Breitband HT

TITANIUM DIOXIDE, ZINC OXIDE

SoFi Tix ist eine Mischung aus mikrofein vermahlenen Titandioxid und Zinkoxid. Titandioxid ist in unterschiedlichen Partikelgrößen am Markt verfügbar. Die Varianten aus gröberen Partikeln werden vorwiegend in dekorativer Kosmetik als Weißpigment eingesetzt. Die mikrofeine Variante wirkt auf der Haut eher transparent. SoFi Tix ist weder wasser- noch öllöslich. Es muss gründlich mit den Ölen vermischt werden, d.h., die Partikel müssen gut mit Öl benetzt werden. Dies kann durch Mörsern geschehen oder durch kräftiges Mixen mit einem Stabmixer. Ungenügend dispergiertes SoFi Tix macht sich durch weiße Streifen beim Auftragen der Emulsion bemerkbar. Dies hat einen geringeren Sonnenschutz zur Folge, da das Pigment nicht gleichmäßig auf der Haut verteilt ist. Da Titandioxid hauptsächlich UV-A Strahlen absorbiert, wird es mit Zinkoxid gemischt, das vorwiegend UV-B Strahlen filtert. Dieses Gemisch gilt als s. g. mineralischer Breitbandsonnenfilter. Die Einsatzkonzentration ist nicht beschränkt. Eine Beschränkung ergibt sich aber aus der Tatsache heraus, dass das Endprodukt durch zu hohe Dosierung von SoFi Tix in der Anwendungsqualität leidet. Cremes können dick, hart und bröckelig werden und sich fast gar nicht mehr verstreichen lassen.

Verwendung: alle Arten von Sonnenschutzprodukten
Einsatzmenge: 5 bis 10 %; pro Prozent SoFi Tix Breitband in der Gesamtmenge steigt der LSF um ca. 2

Sodium PCA
SODIUM PCA

Die farblose, klare Flüssigkeit ist eine wässrige, 50%ige Lösung des Natrium-
salzes der L-Pyrrolidoncarbonsäure (PCA - Pyrrolidon Carbon Acid). PCA
wird aus pflanzlichen Aminosäuren und L-Glutaminsäure hergestellt.
Pyrrolidoncarbonsäure ist mit 14 % einer der wichtigsten Feuchthalte-
faktoren im natürlich vorhandenen NMF (Natural Moisturing Factor) der
Haut. Er hat dort die Aufgabe, Wasser im Stratum corneum zu binden und
den Transepidermalen Wasserverlust (TEWL) zu mindern. Sodium PCA hat
eine stärker hydratisierende Wirkung als Urea, Sorbit und Glycerin L-
Pyrrolidoncarbonsäure wird auch als Penetrationsverstärker eingesetzt.
Sie macht die Haut für Wirkstoffe durchlässiger und verbessert das Ein-
ziehverhalten von Emulsionen. Sodium PCA ist sehr gut verträglich, nicht
reizend, auch nicht in Augennähe und auf Schleimhäuten und nicht klebrig.
Verarbeitung: In der heißen Wasserphase lösen oder bei 30°C in die Emul-
sion   rühren.
Verwendung: in Feuchtigkeitscremes und -lotionen, Shampoos, Duschgele,
Gesichts-, Rasier- und Haarwässer, Hydrogele, Lippenpflegecremes
Einsatzmenge: in Cremes und Lotionen 2 bis 8 %, in Shampoos 1 bis 3 %

Sorbit
SORBITOL

Das weiße, kristalline Pulver gehört zur Gruppe der Zuckeralkohole. Sorbit
kommt in der Natur in vielen Früchten vor, so z.B. in der Eberesche und vor
allem auch in Kernobstsorten. Die industrielle Gewinnung geschieht aber
vorwiegend aus Mais- und Weizenstärke. Sorbit wird häufig als Zuckeraus-
tauschstoff in der Lebensmittelindustrie verwendet. Es besitzt etwa 60 %
der Süßkraft von normalen Haushaltszucker. In kosmetischen Produkten
dient Sorbit als Feuchthaltemittel, Weichmacher und Süßungsmittel für
Zahncremes. Er gilt als zahnschonend, gut hautverträglich und wirkt weniger klebrig als Glycerin, mit dem es chemisch verwandt ist. Sorbit kann im
Austausch zu Harnstoff, Glycerin oder Propylenglykol verwendet werden.
Gerne werden auch Kombinationen aus Sorbit und anderen Feuchthalte-
mitteln eingesetzt.
Verarbeitung: In der heißen oder kalten Wasserphase lösen.
Verwendung: Feuchthaltemittel in allen kosmetischen Produkten,
Süßungsmittel für Zahncremes
Einsatzmenge: als Feuchthaltemittel 1 bis 10 %, als Süßungsmittel bis 40
%

Squalan / Phytosqualan
SQUALANE

Squalan wird schon lange in kosmetischen Produkten als glättende und weich machende Lipidkomponente verwendet. Ursprünglich wurde es aus Haifischleberöl gewonnen. Heute ist es möglich, aus den unverseifbaren Anteilen von Pflanzenölen Squalan zu isolieren. Es wird daher auch oft als Phytosqualan bezeichnet, um die pflanzliche Herkunft zu beschreiben. Die ölige Flüssigkeit ist klar, geruch- und farblos. Squalan ist mit 12 % im Hydro-Lipidfilm der Haut vertreten und wird daher sehr gut aufgenommen. Es macht die Haut sofort weich, glatt und geschmeidig. Es verbessert das Spreit- und Einziehverhalten einer Emulsion deutlich. Bei zu hoher Dosierung vermindert es die Viskosität der Emulsion, die Creme wird flüssiger. In Haarpflegeprodukten fungiert es als Konditioner, es fettet kaum, macht die Haare weich und geschmeidig. Es verbessert sehr deutlich die Kämmbarkeit von nassem Haar. Squalan ist sehr gut hautverträglich und nicht komedogen. Squalan ist ein Lipid und wird der Fettphase zugerechnet.

Verarbeitung: In der Fettphase erhitzen oder bei Zimmertemperatur der Formulierung zugeben.
Fetteigenschaft: nicht trocknend / *Spreiteigenschaft:* schnell
Verwendung: Lipidkomponente für jede Haut, in Haarpflegeprodukten, in Sonnenschutzlotionen, Deodorants, After-Sun Lotionen, Anti-Falten Cremes
Einsatzmenge: 1 bis 5 %

Totes Meer Salz
MARIS SAL

Salz aus dem Toten Meer ist eine Besonderheit unter den Salzen. Das mittel- bis grobkörnige Salz hat oftmals einen leichten Gelbstich und fühlt sich sehr feucht an. Es weist einen sehr hohen Gehalt an verschiedenen Mineralien auf. Totes Meer Salz wirkt anregend auf den Stoffwechsel, es fördert die Durchblutung, wirkt hautstraffend, reguliert den Abschuppungsprozess und die Talgproduktion. Es wird gerne in kosmetischen Produkten bei Hautproblemen wie Schuppenflechte und Neurodermitis eingesetzt. Aus eigener Erfahrung kann ich berichten, dass schon geringe Mengen Totes Meer Salz im Shampoo die Kopfhaut deutlich beruhigen und die Schuppenbildung minimiert wird. Die Zugabe von Totes Meer Salz und anderen Salzen in höherer Dosierung kann eine Verdünnung von Emulsionen und Tensidformulierungen zur Folge haben.

Verarbeitung: In kalten oder warmen Wasser lösen.
Verwendung: In kosmetischen Formulierungen und Badezusätzen bei fetter Haut, unreiner Haut, schuppiger Haut, Schuppenflechte, Neurodermitis, Zellulitis
Einsatzmenge: 0,5 bis 5 %; für ein Vollbad: 200g - 500g

Weizenquat

LAURYLDIMONIUM HYDROXYPROPYL HYDROLYZED WHEAT PROTEIN

Weizenquat ist eine sirupartige, klare, bräunliche Flüssigkeit, die durch Hydrolyse aus Weizenprotein gewonnen wird. Weizenquat ist eine wasserlösliche, kationische Substanz. Es hat Konditioner-Eigenschaften, lagert sich an der äußeren Keratinschicht an und verbessert Kämmbarkeit und Glanz, verhindert die statische Aufladung der Haare, glättet die Hautoberfläche und verhindert starkes Austrocknen.

Verarbeitung: In kaltem Wasser lösen oder bei 30°C in die Formulierung rühren.

Verwendung: in Shampoo und Haarspülung bei trockenem, geschädigtem Haar, in Dusch- und Waschemulsionen bei trockener, empfindlicher Haut
Einsatzmenge: 0,5 bis 1 %

Zitronensäure kristallin

CITRIC ACID

Zitronensäure wurde früher aus Zitronensaft gewonnen. Heute jedoch wird sie industriell mit Hilfe des Schimmelpilzes Aspergillus niger hergestellt. Zitronensäure findet in unserem Leben vielfältige Verwendung. Sie ist sowohl als Säuerungsmittel in Lebensmitteln und Kosmetikprodukten vertreten, sowie als wirksamer Entkalker im Haushalt u.v.m. Die weißen Kristalle schmecken und riechen sauer, der Hautkontakt kann zu Reizungen führen. Zitronensäure ist ein wichtiger Grundstoff für sprudelnde Badekugeln. In Emulsionen und Flüssigseifen dient Zitronensäure als pH-Regulator. Zu diesem Zweck stelle ich eine Zitronensäurelösung auf Vorrat her. Sie besteht aus 60 % Zitronensäure Gries und 40 % destl. Wasser. Beide Komponenten werden gemischt und leicht erwärmt. Durch gründliches Umrühren löst sich der Gries auf und die Lösung kann nun tropfenweise zur pH-Regulierung eingesetzt werden.

Verwendung: als pH Regulator, Badekugeln, Badesalz
Einsatzmenge: nach Bedarf: zur pH-Regulierung: 0,1 %

Wichtig: Tragen Sie beim Hantieren mit Zitronensäure Einweghandschuhe und ggf. einen Mundschutz. Der Staub kann die Atemwege reizen. Gehen Sie auch mit der Lösung sehr sorgsam um und schreiben Sie gut sichtbar auf das Etikett »Säure«. Lagern Sie Zitronensäure kindersicher.

Zitronensäureester

TRIETHYL CITRATE

Die ölige Substanz ist klar, dünnflüssig und geruchlos. Sie wird durch Veresterung aus Zitronensäure und Ethanol hergestellt. Sie ist löslich in Öl und Alkohol und sehr schwer in Wasser. Zitronensäureester gehört zur Gruppe der Enzymhibitoren. Das sind Stoffe, die den enzymatischen Abbau des

Schweißes hemmen. Frischer Schweiß ist geruchlos, erst durch die Zersetzung durch Sauerstoffeinfluss beginnt er unangenehm zu riechen. Zitronensäureester verlangsamt diesen Zersetzungsprozess und verzögert somit die Geruchsbildung. Triethyl Citrate findet man in vielen Deodorantien von Naturkosmetikfirmen. Zitronensäureester wird auch als Spreithilfsmittel und Penetrationsverstärker in Emulsionen eingesetzt. Cremes und Lotionen lassen sich besser verteilen und ziehen schneller ein. Diese Eigenschaft kann man z.B. sehr gut in Sonnenschutzprodukten mit mineralischen Sonnenfilter nutzen. Bei höherer Dosierung von Titandioxid (SoFi Tix) werden Lotionen oft relativ dick und lassen sich schwer verteilen. Ersetzt man einen Teil der Ölphase durch Zitronensäureester und dispergiert darin SoFi Tix, erreicht man eine bessere Verteilbarkeit der Emulsion. Die antimikrobielle Wirkung von Zitronensäureester verbessert auch die Haltbarkeit der Emulsion. Es wirkt aber nur unterstützend und kann das Konservierungsmittel nicht ersetzen. Formulierungen, die Zitronensäureester enthalten, müssen auf pH 4 bis 5 eingestellt werden. Soll Zitronensäureester in wässrigen Produkten eingearbeitet werden, ist die Verwendung eines Lösungsvermittlers oder Kaltemulgators sinnvoll, z.b. LV 41, Türkischrotöl oder Lysolecithin.

Verarbeitung: In der Fettphase erhitzen oder in die fertige Formulierung einarbeiten.

Verwendung: alle Arten von Deodorantien, desodorierende Waschlotionen, als Dispergierhilfe für SoFi Tix, in Sonnenschutzprodukten

Einsatzmenge: 1 bis 5 %

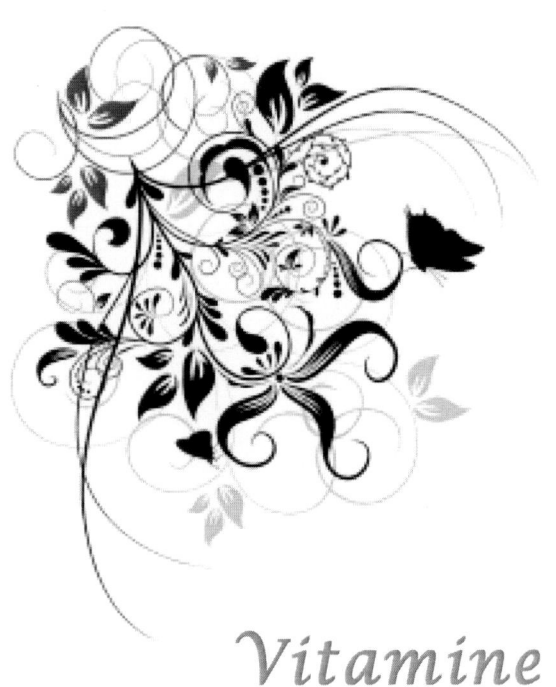

Vitamine

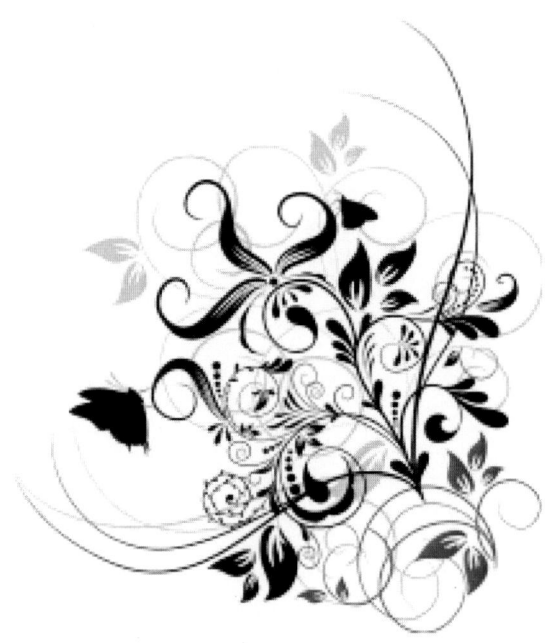

D-Panthenol 75

PANTHENOL

D-Pantenol in Reinform ist eine sehr zähe Masse. Zur einfacheren Verarbeitung ist D-Pantenol 75 mit 25 % destl. Wasser verdünnt. Dies bedeutet, dass 75 % reines D-Panthenol enthalten sind. Auch diese Verdünnung ist noch relativ klebrig und etwas zähfließend. Panthenol selbst ist kein Vitamin. Erst im Körper bzw. in Haut und Haaren wird Panthenol in die als Vitamin B5 wirksame D-Panthothensäure umgewandelt und verwertbar gemacht. D-Panthothensäure findet man in gebundener Form als Coenzym A in allen Körperzellen. Es ist der Co-Faktor für Lipidsynthesen und wirkt bei Entgiftungsprozessen mit. Panthenol dringt gut in die Haut und in den Haarschaft ein. Es besitzt ein gutes Feuchthaltevermögen und wirkt glättend auf Haut- und Haaroberfläche. Es fördert die Zellteilung und beugt Irritationen vor. D-Panthenol pur auf kleine Schürf- und Schnittwunden aufgetragen, lässt diese schneller heilen. In höherer Dosierung (ca. 5 bis 10 %) bildet es einen Film um den Haarschaft, so dass dieser verdickt wird. Dies macht sich durch mehr Volumen, bessere Kämmbarkeit und Glanz bemerkbar. D-Panthenol ist hitzeempfindlich, auch starke Basen und Säuren wirken sich negativ auf D-Panthenol aus. Die beste Stabilität und Wirksamkeit ist im pH-Bereich zwischen 4 und 6 gegeben.

Verarbeitung: Bei Handwärme in die Formulierung rühren.

Verwendung: in allen kosmetischen Formulierungen, die eine wässrige Phase enthalten, wie Cremes, Lotionen, Waschemulsionen, Shampoos, Haarkuren und -spülungen, Deodorantien, Rasier- und Gesichtswässer, Zahnpflegemitteln

Einsatzmenge: Lotionen: 0,5 bis 2 %; Cremes: 3 bis 5 %; Wundheilsalben: bis 10 %

Nicotinamid / Vitamin B3

NIACIN / NIACINAMIDE

Niacin ist der Überbegriff für Nicotinsäure und ihre Derivate. Nicotinamid gehört zur Gruppe der wasserlöslichen B-Vitamine und trägt auch die Bezeichnung Vitamin B3. Achten Sie beim Kauf auf die genaue Bezeichnung und die CAS-Nummer. Die reine Nicotinsäure ist um ein vielfaches stärker in ihrer Wirkung und kann zu Hautrötungen führen, da es die Blutgefäße stark erweitert. Das für kosmetische Zwecke verwendete Nicotinamid hat die CAS-Nummer 98-92-0 und wird unter der chemischen Bezeichnung »Pyridin-3-carbonsäureamid« geführt. Das weiße, kristalline Pulver ist licht- und hitzebeständig und sehr gut wasserlöslich. Nicotinamid regt die Ceramid- und Cholesterinsynthese in der Hornschicht an und stärkt so die Barrierefunktion und mindert den Transepidermalen Wasserverlust. Es verbessert die Hautelastizität, mindert kleine Fältchen und Pigmentflecken. Nicotinamid wird auch bei Akne und schnell fettender Haut eingesetzt. In verschiedenen Studien konnte nachgewiesen werden, dass sich durch

Nicotinamid die Sebumproduktion regulieren lässt, Entzündungen, Unterlagerungen und Unreinheiten deutlich weniger auftreten und das Hautbild klarer und glatter wird.

Verarbeitung: In der heißen oder kalten Wasserphase lösen.

Verwendung: in O/W-Emulsionen und Gesichtswässer bei reifer, trockener Haut, fetter, unreiner Haut

Einsatzmenge: 2 % bei fetter Haut, 4 % bei Unreinheiten, 5 % bei trockener, reifer Haut; beginnen Sie zunächst mit einer niedrigen Dosierung und tasten Sie sich an die für Sie individuelle Einsatzmenge heran.

ProVit F

POLYSORBATE-20, LINOLEIC ACID, LINOLENIC ACID

ProVit F steht für die landläufige Bezeichnung »Provitamin F«. Vitamin F ist jedoch kein Vitamin, damit sind mehrfach ungesättigte Fettsäuren gemeint. Ein Mangel an ungesättigten Fettsäuren kann zu trockenen Haaren, Verhornungsstörungen der Haut, Hauttrockenheit, bis hin zu schuppigen Hautausschlägen führen. Mehrfach ungesättigte Fettsäuren sind vor allem in Sonnenblumenöl, Traubenkernöl, Sojaöl und Weizenkeimöl zu finden. ProVit F ist eine wasserlösliche Variante der essentiellen Fettsäuren. Diese werden isoliert, mit Sorbitanfettsäureester (PEG-basierender Emulgator) vermischt und können so in wässrige Zubereitungen eingearbeitet werden. Selbstverständlich kann ProVit F auch in Cremes und Lotionen verwendet werden.

Verarbeitung: Bei Handwärme tropfenweise in die Formulierung rühren.
Verwendung: in allen kosmetischen Formulierungen bei trockener, rauer, rissiger Haut, schuppiger Haut, empfindlicher Haut, trockenen, stumpfen Haaren, brüchigen Fingernägeln
Einsatzmenge: 1 bis 3 %

Vitamin-A-Palmitat-Öl

ARACHIS HYPOGAEA, RETINYL PALMITATE, TOCOPHEROL

Reines Retinol ist licht- und sauerstoffempfindlich, deshalb wird in kosmetischen Produkten das Palmitat oder das Acetat verarbeitet. Vitamin A Palmitat Öl ist mit Palmitinsäure verestertes Retinol, das zur leichteren Dosierung mit 75 % Erdnussöl verdünnt und mit Vitamin E stabilisiert ist. Lagern Sie Vitamin A Palmitat Öl dunkel und kühl, am besten im Kühlschrank. Vitamin A verbessert die Zellteilung, reguliert die Keratin- und Kollagenbildung, beugt vorzeitiger Hautalterung vor, schützt vor freien Radikalen und erhöht die Hautfeuchtigkeit.

Verarbeitung: Bei 30°C in die Emulsion rühren.
Verwendung: in kosmetischen Formulierungen bei trockener Haut, reifer Haut, empfindlicher Haut, in Anti-Aging-Cremes, in Sonnenschutzlotionen, bei unreiner Haut, bei Verhornungsstörungen
Einsatzmenge: 1,5 bis 2,5 %

Vitamin E / Vitamin E Acetat

TOCOPHEROL / TOCOPHERYL ACETATE

Tocopherol ist ein Überbegriff für alle Vitamin-E-wirksamen Tocopherole und seine Derivate. Vitamin E (D-alpha-Tocopherol) ist natürlichen Ursprungs. Es ist öllöslich und in vielen Pflanzenölen zu finden. Der isolierte Stoff ist zähflüssig, leicht bräunlich und weniger stabil als das Acetat, weist aber eine bessere biologische Wertigkeit auf, d.h., es besitzt eine höhere Wirksamkeit. DL-alpha-Tocopherol - Vitamin E Acetat ist ebenso öllöslich und wird durch Veresterung mit Essigsäure hergestellt. Es ist geruchlos, klar und zähfließend. Das Acetat besitzt eine bessere Stabilität gegenüber Wärme und Sauerstoff. Lagern Sie beide Varianten kühl und dunkel. Vitamin E ist ein hervorragendes Antioxidans und gilt als guter Radikalfänger. Es wirkt entzündungshemmend, beugt vorzeitiger Hautalterung durch UV-A Strahlung vor, vermindert die Bildung von Altersflecken, erhöht das Feuchthaltevermögen der Hornschicht, lindert Juckreiz und beschleunigt die Wundheilung.

Verarbeitung: Beide Varianten bei 30°C in die Emulsion einrühren.
Verwendung: in allen kosmetischen Zubereitungen, die eine Ölphase enthalten; vor allem bei sehr trockener Haut, (sonnen-)geschädigter Haut, reifer Haut, in Sonnenschutzprodukten
Einsatzmenge: 1 bis 2 %, in Spezialpflege 4 bis 5 %

Vithaar / Biotin

AQUA, ALCOHOL DENAT., ORYZA SATIVA HYDROLYSED PROTEIN, BIOTIN, PARFUM

Vithaar ist ein Synonym der Hobbythek für ein Substanzgemisch aus Wasser, denaturiertem Alkohol, ca. 6 % Aminosäuren aus Reisproteinen und, als Hauptwirkstoff, ca. 0,15 % Biotin. Biotin wird als »Vitamin H« bezeichnet und gehört zur Gruppe der wasserlöslichen B-Vitamine. Natürliches Biotin ist in vielen Lebensmitteln enthalten, daher sind gravierende Mangelerscheinungen bei gesunder Ernährung selten. Sie zeigen sich vor allem bei Haut und Haaren, deshalb wurde Biotin früher als »Vitamin H« bezeichnet. Vithaar verbessert das Feuchthaltevermögen von Haut, Haaren und Fingernägel, vermindert Spliss, erzeugt ein weiches, geschmeidiges Hautgefühl. Durch seine Substantivität zu Keratin glättet es den Haarschaft, bringt dadurch mehr Glanz und Geschmeidigkeit ins Haar.

Verarbeitung: Bei 30°C tropfenweise in die Emulsion einrühren.
Verwendung: in kosmetischen Formulierungen bei trockener Haut, reifer haut, trockenem Haar, feinem Haar, brüchigen Fingernägel
Einsatzmenge: 0,5 bis 1,5 %

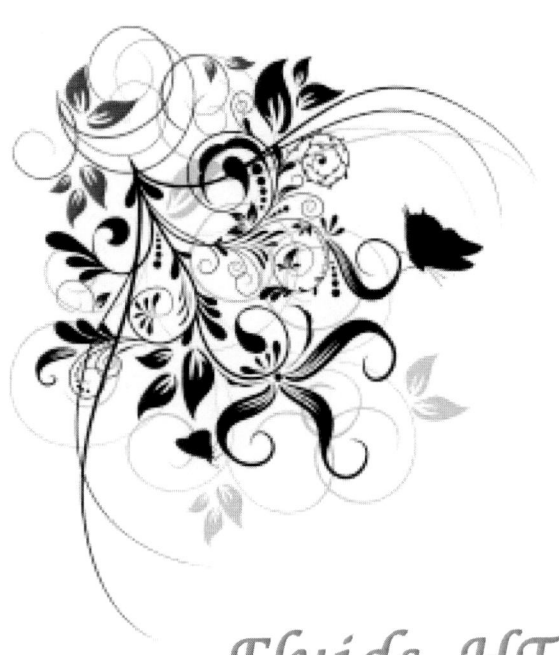

Fluids HT

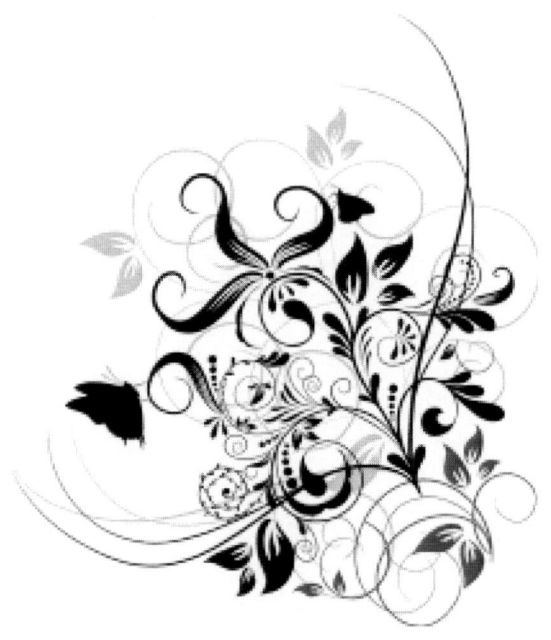

Nachtkerzenöl-Fluid

AQUA, OENOTHERA BIENNIS, ALCOHOL DENAT., LECITHIN,
TOCOPHEROL, ASCORBYL PALMITATE

Verwendung: Bei reifer, trockener, schuppiger, empfindlicher Haut, fetter
Haut mit Neigung zu Unreinheiten, Schuppenflechte, Neurodermitis, in
Anti-Falten-Gele; es wirkt feuchtigkeitsregulierend, regenerierend,
juckreizlindernd, reguliert die Talgdrüsenproduktion, schützend gegen
freie Radikale, verbessert die Elastizität und Spannkraft der Haut.
Einsatzmenge: 2 bis 5 %

Vitamin-A-Fluid

AQUA, ALCOHOL DENAT., ARACHIS HYPOGAEA, RETINYL ACETATE,
LECITHIN, TOCOPHEROL, ASCORBYL PALMITATE, ASCORBIC ACID,
CITRIC ACID, CAPRYLIC TRIGLYCERIDE

Verwendung: Bei trockener, reifer Haut, empfindlicher Haut, trockener
Kopfhaut, Sonnenschutzmittel, unreiner Haut; verbessert die Zellteilung,
reguliert die Keratin- und Kollagenbildung, erhöht den Hautstoffwechsel,
beugt vorzeitiger Hautalterung vor, schützt vor freien Radikalen, erhöht
die Hautfeuchtigkeit.
Einsatzmenge: 2 bis 5%

Vitamin-E-Fluid

AQUA, TOCOPHERYL ACETATE, ALCOHOL DENAT. LECITHIN

Verwendung: Besonders bei sehr trockener Haut, (sonnen-)geschädigter
Haut, reifer Haut, in Sonnenschutzmittel; verbessert den Feuchtigkeitshaushalt, glättet die Hornschicht von Haut, Kopfhaut und Haaren, wirkt
als Fänger freier Radikale, wirkt entzündungshemmend.
Einsatzmenge: 2 bis 5 %

Weizenkeimöl-Fluid

AQUA, TRITICUM VULGARE, ALCOHOL DENAT. LECITHIN, TOCOPHEROL,
ASCORBYL PALMITATE

Verwendung: Bei trockener Haut, reifer Haut, Mischhaut, trockenen,
spröden Haaren. Es hat leicht straffende Eigenschaften und beugt
vorzeitiger Hautalterung vor
Einsatzmenge: 2 bis 5 %

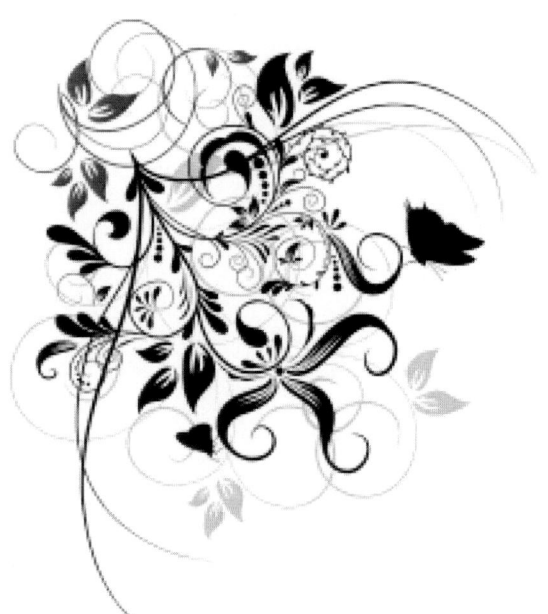

Kräuterextrakte

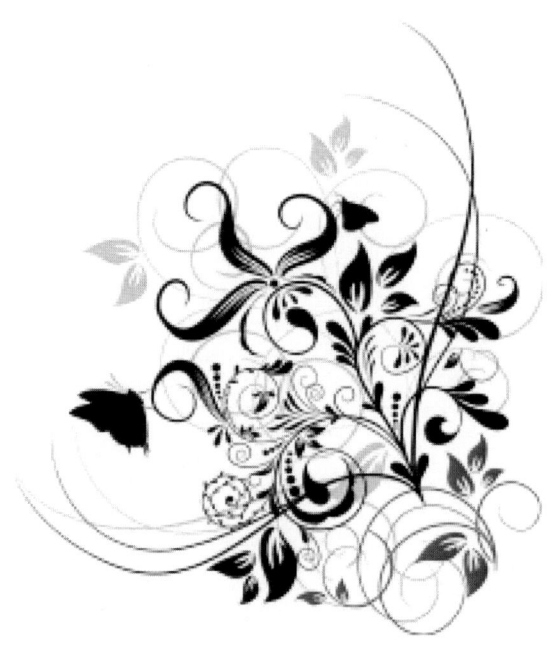

Algenextrakt

FUCUS VESICUOSUS

Algenextrakt wird vorwiegend aus Braunalgen gewonnen und hat den typischen Meergeruch. Algenextrakt wirkt feuchtigkeitsspendend, adstringierend, straffend, antiseptisch

Inhaltsstoffe: Alginsäure, Aminosäuren, Vitamine, Mineralsalze und Spurenelemente.
Verwendung: In kosmetischen Formulierungen bei reifer Haut, unreiner Haut, in Badeprodukten bei Zellulitis
Einsatzmenge: 3 bis 10 %

Arnikaextrakt

ARNICA MONTANA

Arnika nicht innerlich und auf offener (blutender) Haut anwenden! Er wirkt adstringierend, durchblutungsfördernd, abschwellend, entzündungshemmend, antiseptisch

Inhaltsstoffe: Gerbstoffe, Bitterstoffe, Kieselsäure, Tannin, ca. 0,2 - 0,4 Thymol
Verwendung: In kosmetischen Formulierungen bei normaler Haut, Mischhaut, unreiner, fetter Haut, Verstauchungen, Blutergüssen, Prellungen
Einsatzmenge: 3 bis 10 %

Benzoe-Tinktur

STYRAX BENZOIN

Sie duftet leicht vanillig und kann als natürliches Konservierungsmittel verwendet werden. In hoher Konzentration können bei empfindlichen Personen Hautreizungen auftreten. Benzoe wirkt adstringierend, antiseptisch, desodorierend, oxidationshemmend

Inhaltsstoffe: Harze, freie und veresterte Benzoesäure
Verwendung: Für Deodorants, Rasierwässer, Zahnpasten, Mundwässer
Einsatzmenge: 1 bis 5 %

Birkenextrakt

BETULA PENDULA / BETULA ODORATA

Birke wirkt adstringierend, antiseptisch, desinfizierend, durchblutungsfördernd

Inhaltsstoffe: Tannine, Harze, Glykoside, Betulin, ätherisches Öl
Verwendung: In kosmetischen Formulierungen bei fetter Haut, unreiner Haut, fettem Haar, Schuppen, für Deodorants
Einsatzmenge: 5 bis 10 %

Brennesselextrakt
URTICA DIOICA

Brennessel wirkt entzündungshemmend, reinigend, regulativ auf die Talgdrüsen, durchblutungsfördernd, juckreizlindernd, entwässernd

Inhaltsstoffe: Mineralsalze, Gerbstoffe, Karotin, Ameisen-, Essig- und
Buttersäure, Chlorophyll
Verwendung: In kosmetischen Formulierungen bei fetter Haut, unreiner
Haut, fetter Kopfhaut, Schuppen, in Badezusätzen bei Rheuma und
Ödemen
Einsatzmenge: 3 bis 10 %

Efeuextrakt
HEDERA HELIX

Efeu wirkt adstringierend, entzündungshemmend, abschwellend, schmerzlindernd

Inhaltsstoffe: Saponine, Flavonoide, Glykoside, Kaffeesäure
Verwendung: In Lotionen bei unreiner Haut, großporiger HautSchuppen,
in Badezusätzen und Körpertonics bei Zellulitis
Einsatzmenge: 5 bis 10 %

Grüner Tee Extrakt
CAMELLIA SINENSIS

Grüner Tee kommt auch als Pulver in den Handel, das jedoch schlecht löslich
ist. Die flüssige Variante ist in der Anwendung einfacher. Er wirkt regenerierend, desodorierend, oxidationshemmend, tonisierend, entzündungshemmend, adstringierend

Inhaltsstoffe: Saponine, Tannine, Mineralstoffe, Vitamine
Verwendung: In kosmetischen Formulierungen bei unreiner Haut,
Sonnenbrand, für Deodorants und Rasierwässer, Zahnpasten und
Mundwässer
Einsatzmenge: 5 bis 10 %

Gurkenextrakt
CUCUMIS SATIVUS

Gurke wirkt entzündungshemmend, juckreizlindernd, feuchtigkeitsspendend,
kühlend, abschwellend, erfrischend. Frisch gepresstem Gurkensaft wird eine
bleichende Wirkung auf Pigmentflecken nachgesagt.

Inhaltsstoffe: Aminosäuren, Vitamin C, Karotin, Pektin, Mineralstoffe,
Nikotinsäureamid
Verwendung: In kosmetischen Formulierungen bei trockener Haut, reifer
Haut, empfindlicher Haut, geschwollenen Augen und Beinen
Einsatzmenge: 5 bis 10 %

Hamamelisextrakt

HAMAMELIS VIRGINIANA

Emulsionen mit Hamamelisextrakt erhalten eine leichte Braunfärbung. Er wirkt adstringierend, entzündungshemmend, durchblutungsfördernd, kühlend, juckreizlindernd

Inhaltsstoffe: Gerbstoffe, Harze, ätherisches Öl, Hamamelin, Saponine
Verwendung: In kosmetischen Formulierungen bei großporiger Haut, unreiner Haut, Rasierwässer, Deodorants, Sonnenschutzlotionen
Einsatzmenge: 0,5 bis 10 %

Hennaextrakt

LAWSONIA INERMIS

Hennaextrakt färbt auch Haut und Kleidung. Im Handel ist auch ein nichtfärbendes Extrakt erhältlich. Dieses wird aus der gleichen Pflanze gewonnen, jedoch wird dafür die nichtfärbende Frühjahrsernte verarbeitet

Inhaltsstoffe: Tannine, Harze, ätherisches Öl, Gerbsäure, ca. 1 % roter Farbstoff (2-Hydroxy-1,4-Naphtho-chinon)
Verwendung: In Haarshampoos, -spülungen und -festiger als farbgebende Komponente. Die Haare erhalten rötliche Farbreflexe.
Einsatzmenge: 3 bis 20 %

Hibiskusextrakt

HIBISCUS SABDARIFFA

Hibiskus wirkt entzündungshemmend, abschwellend, straffend, antiseptisch, antiallergisch

Inhaltsstoffe: Organische Säuren, Pflanzenschleim, Vitamin C, Polyphenol
Verwendung: In kosmetischen Formulierungen bei reifer Haut, gereizter, empfindlicher Haut, vorzeitiger Fältchenbildung
Einsatzmenge: 3 bis 5 %

Johanniskrautextrakt

HYPERICUM PERFORATUM

Johanniskraut macht die Haut lichtempfindlich, daher sollten Sie nach der Anwendung Sonnenbestrahlung meiden (Sonnenbad, Solarium). Johanniskraut wirkt straffend, tonisierend, heilend, irritationshemmend, hautberuhigend, entzündungshemmend, antiseptisch

Inhaltsstoffe: Hypericin (roter Farbstoff), Gerbstoffe, Pektine, Flavonoide, ätherische Öle
Verwendung: In kosmetischen Formulierungen bei empfindlicher Haut, gereizter, geröteter Haut, rauer, rissiger Haut, müder, schlaffer Haut, Sonnenbrand, andere Verbrennungen
Einsatzmenge: 3 bis 5 %

Kamillenextrakt

MATRICARIA RECUTITA

Kamillenextrakt oder auch Kamillentee verleihen blonden Haaren schöne Lichtreflexe. Kamille wirkt entzündungshemmend, heilungsfördernd, hautberuhigend, reizlindernd

Inhaltsstoffe: alpha-Bisabolol, ätherische Öle, Chamazulen (nur bei Extrakten, denen als Auszugsmittel u.a. ein Lösungsvermittler beigefügt wurde), Bitterstoffe

Verwendung: In kosmetischen Formulierungen bei empfindlicher Haut, trockener Haut, reifer Haut, unreiner Haut, in Zahnpasten und Mundwässer, Rasierwässer, Deodorants

Einsatzmenge: 3 bis 10 %

Malvenextrakt

MALVA SYLVESTRIS

Malve wirkt entzündungshemmend, reizlindernd, hautberuhigend, schmerzlindernd

Inhaltsstoffe: Pflanzenschleim, Anthocyane (Malvina), Kalium, Gerbstoffe, ätherisches Öl

Verwendung: In kosmetischen Formulierungen bei empfindlicher Haut, entzündeter Haut, trockener Haut, Rasierwässer, Zahnpasten und Mundwässer

Einsatzmenge: 5 bis 10 %

Meristemextrakt

QUERCUS

Meristemextrakt wirkt antiallergen, entzündungshemmend, juckreizstillend

Inhaltsstoffe: Vorwiegend Gerbstoffe

Verwendung: Der Extrakt kann allen Kosmetikprodukten zugegeben werden. Er ist für jede Haut sehr gut verträglich

Einsatzmenge: 0,5 bis 5 %

Plantessenz HT

AQUA, ALCOHOL, FOENICUM VULGARE, HUMULUS LUPULUS, MELISSA OFFICINALIS, VISCUM ALBUM, MATRICARIA RECUTITA, ACHILLEA MILLEFOLIUM

Plantessenz ist ein Synonym der Hobbythek für eine Mischung verschiedener Pflanzenextrakte. Es wirkt reizlindernd, durchblutungsfördernd, entzündungshemmend, desinfizierend, hautberuhigend, antiseptisch

Inhaltsstoffe: alkoholisch-wässriger Auszug aus Fenchel, Hopfen, Zitronenmelisse, Mistel, Kamille, Schafgarbe
Verwendung: In kosmetischen Formulierungen für alle Haut- und Haartypen
Einsatzmenge: 2 bis 5 %

Propolis-Tinktur

ALCOHOL, PROPOLIS

Propolis wirkt antimikrobiell, antiseptisch, bakterizid, entzündungshemmend
Inhaltsstoffe: ca. 50 bis 60 % Harz, 30 bis 35 % Wachs, 10 % ätherischem Öl und 5 % Pollen, organische Säuren, Cumarine, Provitamin A, Mineralstoffe, Spurenelemente
Verwendung: bei trockener Haut, irritierter, schuppiger Haut, großporiger Haut, Sonnenbrand, Kopfschuppen, Zahnpflege und besonders bei unreiner Haut
Einsatzmenge: 0,5 bis 5 %

Ringelblumenextrakt

CALENDULA OFFICINALIS

Ringelblumenextrakt wirkt heilend, durchblutungsfördernd, entzündungshemmend, hautpflegend, anregend auf die Gewebebildung
Inhaltsstoffe: Carotin, ätherische Öle, Pflanzenschleim, Harze
Verwendung: In kosmetischen Formulierungen bei gereizter, empfindlicher Haut, unreiner Haut, After-sun-Pflege, allgemeine Handpflege, leichte Verbrennungen, Babypflege
Einsatzmenge: 3 bis 15 %

Salbeiextrakt

SALVIA OFFICINALIS

Salbei wirkt antiseptisch, entzündungshemmend, desinfizierend, adstringierend, desodorierend
Inhaltsstoffe: Saponoside, Gerbstoffe, ätherische Öle
Verwendung: In Deodorants, Rasierwässer, Zahnpasten, Mundwässer, Haarwässer, bei fetter Haut, unreiner, entzündeter Haut, fettem Haar
Einsatzmenge: 3 bis 10 %

Schachtelhalmextrakt

EQUISETUM ARVENSE

Schachtelhalm wirkt adstringierend, durchblutungsfördernd, revitalisierend, entzündungshemmend, desinfizierend, straffend

Inhaltsstoffe: Kieselsäure, Kalisalze, Flavone
Verwendung: In kosmetischen Formulierungen bei reifer Haut, Falten,
schlaffer, schlecht durchbluteter Haut, Hautentzündungen, Zellulitis, für
Deoprodukte
Einsatzmenge: 3 bis 10 %

Schafgarbenextrakt

ACHELIA MILLEFOLIUM

Schafgarbe wirkt antiseptisch, abschwellend, wundheilend, leicht kühlend,
adstringierend, entzündungshemmend, durchblutungsfördernd
Inhaltsstoffe: Bitterstoffe, ätherische Öle (enthält u.a. Azulen), Harze,
Gerbstoffe, Salycilsäure
Verwendung: In kosmetischen Formulierungen bei gereizter Haut speziell
durch Sonneneinwirkung, entzündeter Haut, strapaziertem Haar, gereizter Kopfhaut
Einsatzmenge: 3 bis 10 %

Sonnenhutextrakt

ECHINACEA ANGUSTIFOLIA

Sonnenhut wirkt entzündungshemmend, antibakteriell, adstringierend,
wundheilend, abschwellend
Inhaltsstoffe: Inulin, Glucose, Betain, Harze, Echinacosid, ätherische Öle
Verwendung: In kosmetischen Formulierungen bei unreiner Haut,
gereizter Haut, rissiger Haut, Insektenstichen, Sonnenbrand
Einsatzmenge: 3 bis 10 %

Walnussextrakt

JUGLANS REGIA

Bei Haartönungen Kleidung und Hände schützen, Flecken lassen sich schwer
wieder entfernen. Walnussextrakt tönt das Haar nussbraun.
Inhaltsstoffe: Vorwiegend Juglon (Farbstoff)
Verwendung: In Shampoos, Haarspülungen und Festiger als farbgebende
Komponente
Einsatzmenge: 2 bis 5 %

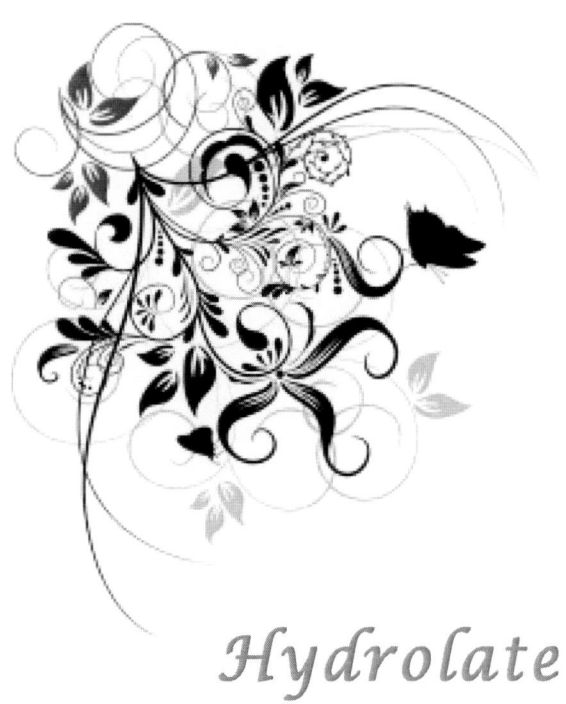

Hydrolate

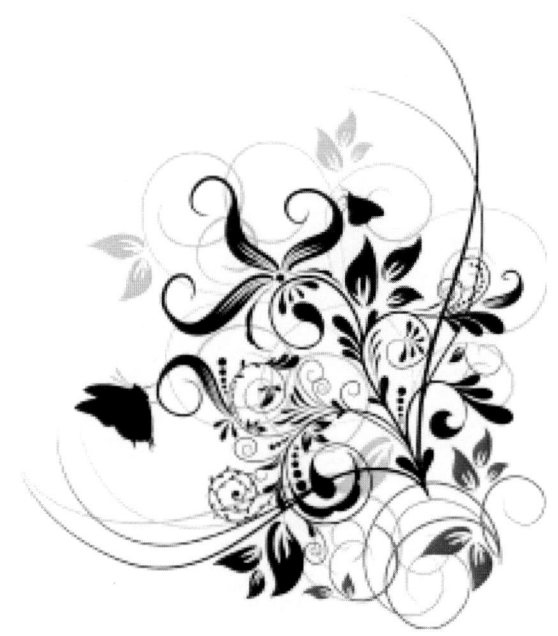

Angelikawurzelhydrolat

ANGELICA ARCHANGELICA

Bei gereizter Haut, Schuppenflechte, gestauter Haut, als Körpertonic zur Frühjahrskur (in Mischung mit Wacholder und Zypresse); wirkt entspannend, hautregenerierend, entschlackend

Arnikahydrolat

ARNICA MONTANA

Für Kompressen bei Verstauchungen und Zerrungen, bei unreiner Haut; wirkt immunstärkend, reinigend, leicht anregend, entzündungshemmend, durchblutungsfördernd, stabilisierend, kräftigend

Brennesselhydrolat

URTICA DIOICA

Als Grundlage für Deodorants und Haarwässer bei Schuppen und fettem Haar, als Badezusatz für Entschlackungsbäder, als Körpertonic zur Frühjahrskur; wirkt entschlackend, reinigend, tonisierend, gewebestraffend, leicht durchblutungsfördernd

Cistrosenhydrolat

CISTUS LADANIFERUS

Bei großporiger Haut, empfindlicher Haut, reifer Haut, Schuppenflechte; wirkt adstringierend, hautberuhigend, antiallergisch

Eukalyptushydrolat

EUCALYPTUS GLOBULUS

Bei unreiner, fetter Haut, fettem Haar, Insektenstichen, als Badezusatz in Erkältungsbädern, in der Duftlampe in der kalten Jahreszeit; wirkt reinigend, atmungsaktivierend, immunstabilisierend, tonisierend, konzentrationsfördernd

Hamamelishydrolat

HAMAMELIS VIRGINIANA

Bei fetter Haut, unreiner, großporiger Haut, juckender Kopfhaut, in Mundwasser, Rasierwasser, Zahncreme und Deodorant; wirkt adstringierend, entzündungshemmend, kühlend, juckreizlindernd, desinfizierend

Immortellenhydrolat
HELICRYSUM ITALICUM

Bei Prellungen, Hämatome, Zerrungen, Wundschmerz, entzündeter und geschädigter Haut, bei Sonnenbrand; wirkt entzündungshemmend, zellregenerierend, schmerzlindernd, wundheilend, hautberuhigend

Johanniskrauthydrolat
HYPERICUM PERFORATUM

Bei sensibler Haut, reifer Haut, trockener, juckender Haut, Sonnenbrand, unreiner Haut, Hautausschlägen, Zellulitis; wirkt straffend, heilend, schmerzlindernd, durchblutungsfördernd, beruhigend, entzündungshemmend

Kamillenhydrolat, blau
CHAMOMILLA RECUTITA

Bei entzündeter Haut, unreiner Haut, sensibler Haut, Hautrötungen, gereizter Kopfhaut, für Rasierwasser; wirkt regenerierend, entzündungshemmend, reinigend, beruhigend

Kamillenhydrolat, römisch
ANTHEMIS NOBILIS

Bei trockener, sensibler Haut, rauher, spröder Haut, gereizter Haut, für Rasierwasser, Haarwasser bei gereizter Kopfhaut, als After-sun- Tonic; wirkt entzündungshemmend, ausgleichend, hautberuhigend, schmerzlindernd, tonisierend

Karottenhydrolat
DAUCUS CAROTA

Bei reifer Haut, trockener Haut, fahler Haut, Couperose, Schuppenflechte, Sonnenbrand; wirkt regenerierend, straffend, tonisierend

Lavendelhydrolat
LAVENDULA ANGUSTIFOLIA

Zur allgemeinen Hautpflege, ist für jede Haut gut verträglich, besonders bei fetter Haut, unreiner Haut, gereizte Haut, Kopfschuppen, Schuppenflechte, Sonnenbrand, Insektenstiche; wirkt antiseptisch, ausgleichend, hautberuhigend, tonisierend, entzündungshemmend, kühlend, desinfizierend, regulativ auf die Talgdrüsen

Lindenblütenhydrolat
TILIA VULGARIS

Bei fahler, müder Haut, sensibler Haut, Hautirritationen, trockener Haut, Mischhaut, Kompressen bei geschwollenen Augen; wirkt beruhigend, feuchtigkeitsspendend, abschwellend, kühlend

Melissenhydrolat
MELISSA OFFICINALIS

Bei empfindlicher Haut, trockener Haut, gestresster Haut, entzündeter Haut, als Badezusatz für Entspannungsbäder; wirkt beruhigend, schmerzlindernd, entzündungshemmend, leicht tonisierend, nervenstärkend

Muskatellersalbeihydrolat
SALVIA SCLAREA

Bei unreiner Haut, fetter Haut, reifer Haut, Schuppen, als Grundlage für Deodorants, als Badezusatz für Entspannungsbäder; wirkt adstringierend, entstauend, entgiftend, regenerierend, desodorierend, tonisierend, regulativ auf die Talgdrüsen

Myrtenhydrolat
MYRTUS COMMUNIS

Bei fetter und unreiner Haut, schlaffer Haut, großporiger Haut, reifer Haut, entzündeter Haut, als Grundlage für Deodorants und Rasierwässer; wirkt reinigend, klärend, hautstraffend, beruhigend, adstringierend, regulativ auf die Talgdrüsen

Nerolihydrolat / Orangenblütenhydrolat
CITRUS AURANTIUM BIGARADIA

Zur allgemeinen Hautpflege, besonders bei sensibler Haut, reifer Haut, Couperose, Hautirritationen, unreiner Haut, als Grundlage für blumige Deodorants; wirkt adstringierend, entzündungshemmend, regenerierend, hautpflegend

Pfefferminzehydrolat
MENTHA PIPERITA

Bei fetter Haut, unreiner Haut, fetten Haaren, schuppiger Kopfhaut, erfrischende Körpertonics, bei Sonnenbrand, als Grundlage für Mundwasser; wirkt kühlend, entzündungshemmend, abschwellend, schmerzlindernd, anregend, adstringierend, tonisierend

Rosenhydrolat
ROSA DAMASCENA

Zur allgemeinen Hautpflege, ist für jede Haut gut verträglich, besonders bei reifer Haut, trockener Haut, empfindlicher Haut, für Augenkompressen; wirkt hautpflegend, entzündungshemmend, kühlend, reinigend, tonisierend, adstringierend

Rosmarinhydrolat
ROSMARINUS OFFICINALIS

Bei fetter, unreiner Haut, Mischhaut mit Akne, fetten Haaren, als anregende Körpertonic, für Rasierwasser, als Badezusatz in Erkältungszeiten; wirkt sehr anregend, durchblutungsfördernd, adstringierend, antiseptisch, tonisierend

Salbeihydrolat
SALVIA OFFICINALIS

Bei fetter Haut, unreiner Haut, fetter Kopfhaut, als Grundlage für Deodorant und Mundwasser; wirkt adstringierend, durchblutungsfördernd, antiseptisch, reinigend, regulativ auf die Talgdrüsen

Sandelholzhydrolat
SANTALUM ALBUM

Zur allgemeinen Hautpflege, besonders bei trockener, rissiger Haut, entzündeter Haut, als Grundlage für Rasierwasser und Deodorants; wirkt entzündungshemmend, schweißregulierend, regenerierend, antiseptisch, adstringierend, hautpflegend

Schafgarbenhydrolat
ACHILLEA MILLEFOLIA

Bei entzündeter Haut, empfindlicher Haut, unreiner Haut, Couperose, Sonnenbrand, gereizter Kopfhaut, als Badezusatz für Entspannungsbäder; wirkt entzündungshemmend, tonisierend, antiseptisch, kühlend, hautberuhigend

Teebaumhydrolat
MELALEUCA ALTERNIFOLIA

Bei fetter Haut, unreiner Haut, entzündeter Haut, fetter Kopfhaut, Schuppen, Schuppenflechte, Sonnenbrand, als Grundlage für Insektenschutz- und Insektenstich-Lotionen, Grundlage für Mundwässer; wirkt antiseptisch, entzündungshemmend, schmerzlindernd, juckreizlindernd

Thymianhydrolat

THYMUS VULGARIS LINALOOL

Bei fetter Haut, entzündeter Haut, Mischhaut, schlecht durchbluteter Haut, fettem Haar, als Grundlage für Rasierwässer, Mundwässer und Deodorants; wirkt adstringierend, anregend, durchblutungsfördernd, antibakteriell, reinigend

Wacholderhydrolat

JUNIPERUS COMMUNIS

Bei fetter Haut, unreiner Haut, reifer Haut, fetten Haaren, Schuppen, Schuppenflechte, Zellulitis, als Grundlage für Körpertonic zur Frühjahrskur, Deodorant und Rasierwässer, als Badezusatz zur allgemeinen Entschlackung; wirkt anregend, entschlackend, reinigend, belebend, adstringierend, antiseptisch, tonisierend

Zederhydrolat

CEDRUS ATLANICA

Bei fetter Haut, großporiger Haut, unreiner Haut, fetten Haaren, Schuppen, Zellulitis, als Grundlage für Rasierwässer; wirkt adstringierend, durchblutungsfördernd, antiseptisch, aktivierend auf den Fettstoffwechsel

Zypressenhydrolat

CUPRESSUS SEMPERVIRENS

Bei fetter Haut, großporiger Haut, fetten Haaren, Schuppen, Couperose, Zellulitis, als Grundlage für Deodorants und Rasierwässer, als Badezusatz für Fußbäder bei brennenden Füßen; wirkt adstringierend, antiseptisch, entstauend, schweißhemmend, stoffwechselanregend, entgiftend

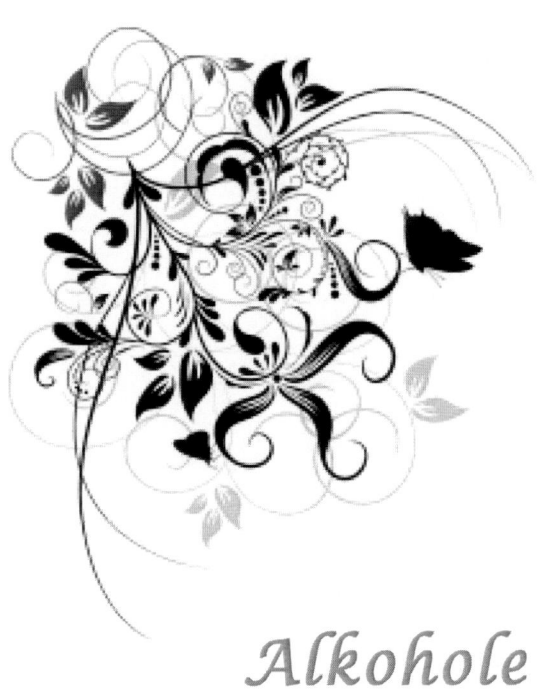

Alkohole

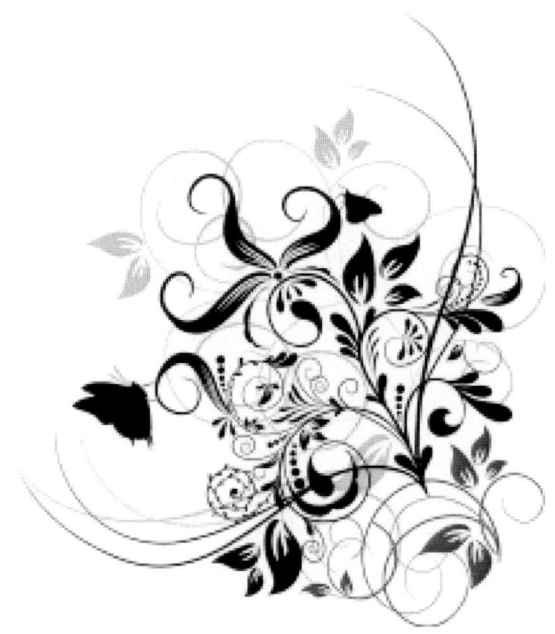

Basiswasser kosm.
ALCOHOL DENAT., PANTHENOL, PARFUM

Es handelt sich um Ethanol mit 96 Vol.-%, dem Phthalsäurediethylester (Vergällungsmittel) und 2 % D-Panthenol beigemischt ist. Die Flüssigkeit ist mit einem Duftstoff parfümiert, der vorwiegend aus Moschusanteilen besteht. Durch den Zusatz des Vergällungsmittel ist der Alkohol nicht mehr genießbar und deshalb wesentlich günstiger als Weingeist.

Verwendung: Grundlage für Haarwässer, Haarsprays, Deodorants, Fußsprays, Gesichtswässer, Rasierwässer und als Trägersubstanz für Parfümkompositionen.
Einsatzmenge: unbegrenzt

Glycerin
GLYCEROL

Chemisch gehört Glycerin zu den Alkoholen. Es bildet den Molekülkern aller Fette und kommt in allen pflanzlichen und tierischen Zellen vor. In der Regel sind je drei Fettsäuren mit dem Glycerinkern verbunden, man spricht von Triglyceriden. Natürliches Glycerin wird durch Fettverseifung, vorwiegend aus Kokosöl, und anschießendes Aussalzen der Seife hergestellt. Bei diesem Prozess wird der Seifenleim vom natürlichen Glycerin getrennt. Das wasserfreie Glycerin ist eine klare, sirupartige Flüssigkeit, die stark wasseranziehende Eigenschaften hat. Man könnte es sogar als Zuckerersatzstoff verwenden. Denn Glycerin bringt es immerhin auf ca. 60 % der Süsskraft des Rohzuckers. Dieser süsse Geschmack hat dem Glycerin seinen Namen eingebracht, der aus dem Griechischen abgeleitet wurde, glykys = süss. Obwohl sich die Flüssigkeit beim Zerreiben zwischen den Fingern leicht ölig anfühlt, ist sie nicht in Fetten und Ölen löslich. Mit Wasser und Alkohol dagegen kann man Glycerin in jedem beliebigem Verhältnis mischen. Glycrerin ist stark hygroskopisch. Es wird daher häufig als Penetrationsverstärker und Hydratisierer in Verbindung mit Harnstoff eingesetzt. Wird Glycerin zu hoch dosiert, hinterlässt es ein leicht klebriges Hautgefühl. In tensidhaltigen Formulierungen mindert es deren Reizwirkung und wirkt einer übermäßigen Entfettung von Haut und Haaren entgegen.

Verarbeitung: In der heißen oder kalten Wasserphase lösen.
Verwendung: In kosmetischen Formulierungen als Feuchthaltemittel, z.B. Duschgele, Shampoos, Körper- und Gesichtscremes, Zahncremes, Karnevalsschminke, Haarfestiger und Haarsprays, Wetgele, und andere Hydrogele
Einsatzmenge: 0,5 bis 5 %

Haarwasser kosm. D 95%

ALCOHOL DENAT., PANTHENOL, PARFUM

Es handelt sich um Ethanol mit 96 Vol.-%, dem Phthalsäurediethylester (Vergällungsmittel) und 0,5 % D-Panthenol beigemischt ist. Die Flüssigkeit ist leicht parfümiert. Siehe auch Basiswasser kosmetisch.

Verwendung: Grundlage für Haarwässer, Haarsprays, Deodorants, Fußsprays, Gesichtswässer, Rasierwässer und als Trägersubstanz für **Parfümkompositionen**
Einsatzmenge: unbegrenzt

Isopropylalkohol

ISOPROPYL ALCOHOL

Isopropylalkohol, auch IPA, Propanol-2 genannt, wird chemisch aus Propen (Gas) und Aceton hergestellt. Der stechende Geruch ist charakteristisch und erinnert an Krankenhäuser und Arztpraxen, da Isopropanol Bestandteil vieler Desinfektionsmittel ist. Er ist mit Wasser und anderen Alkoholen in jedem beliebigen Verhältnis mischbar. Beim Umgang mit IPA ist auf gute Belüftung zu achten, da die Dämpfe betäubend wirken. Auch sollte der Kontakt mit Augen und Schleimhäuten vermieden werden. Bei Hautkontakt unbedingt gründlich die Hände waschen und gut eincremen, da IPA stark entfettend wirkt.

Verwendung: vorwiegend zur Reinigung (Desinfizierung) von Arbeitsgeräten, Tiegel und Flaschen. Isopropanol kann natürlich auch als Grundlage für Haarsprays und Haarfestiger eingesetzt werden
Einsatzmenge: unbegrenzt

Propylenglykol 1,2

PROPYLENE GLYCOL

Propylenglykol gehört zur Gruppe der mehrwertigen Alkohole. Die klare, ölige Flüssigkeit ist dem Glycerin sehr ähnlich. Sie ist nahezu geruchlos mit leicht süßlichem Geschmack. Die Substanz ist in jedem Verhältnis mit Wasser und anderen Alkoholen mischbar und dient als gutes Lösemittel für viele Wirkstoffe, wie z.b. Kräuterextrakte, PHB-Ester und ätherische Öle. Propylenglykol kann anstelle von Glycerin verwendet werden. Er hat, wie Glycerin, stark wasseranziehende Eigenschaften, ist jedoch weniger klebrig. In niedriger Dosierung wirkt er feuchtigkeitsspendend, in höherer Dosierung austrocknend und konservierend. Wässrige Lösungen, die über 20 % Propylenglykol enthalten, schimmeln nicht.

Verwendung: In kosmetischen Formulierungen als Feuchthaltemittel, als Lösemittel für PHB-Ester (Parabene), als Auszugsmittel für Kräuterextrakte, als Konservierungsmittel für wässrige Lösungen, als viskositätsvermindernde Komponente
Einsatzmenge: 1 bis 10 %

Weingeist

ALCOHOL / ETHANOL

Die klare, scharf riechende Flüssigkeit wird durch natürliche alkoholische Gärung vorwiegend aus Glukose in Verbindung mit Hefepilzen hergestellt. Da dieses Produkt nur ca. 18 Vol.-% Alkohol enthält, wird durch nachfolgende mehrfache Destillation der Alkoholgehalt auf ca. 95 bis 96 Vol.-% gebracht. Der Rest ist Wasser. Weingeist enthält keine Vergällungsmittel und ist somit genießbar. Weingeist wirkt stark entfettend, hygroskopisch, desinfizierend und kühlend. Ein geringer Zusatz Weingeist in einer Emulsion bewirkt, dass diese schneller in die Haut einzieht. Aufgrund der desinfizierenden Wirkung kann Weingeist auch als Konservierungsmittel eingesetzt werden. Normalerweise werden 10 bis 15 % Weingeist auf die gesamte Wasserphase als verträglich empfunden. Weingeist wird von Naturkosmetik Herstellern häufig als Konservierungsmittel verwendet.

Verwendung: als Lösemittel z.b. für Duftstoffe, als Auszugsmittel für Kräutertinkturen, als Grundlage für Haarsprays, Deodorants, Haarwässer und Mundwässer, als kühlenden Zusatz in Gesichts- und Rasierwässer, als Konservierungmittel
Einsatzmenge: 1 bis 90 %, als Konservierungsmittel 10 - 15 % der Wasserphase

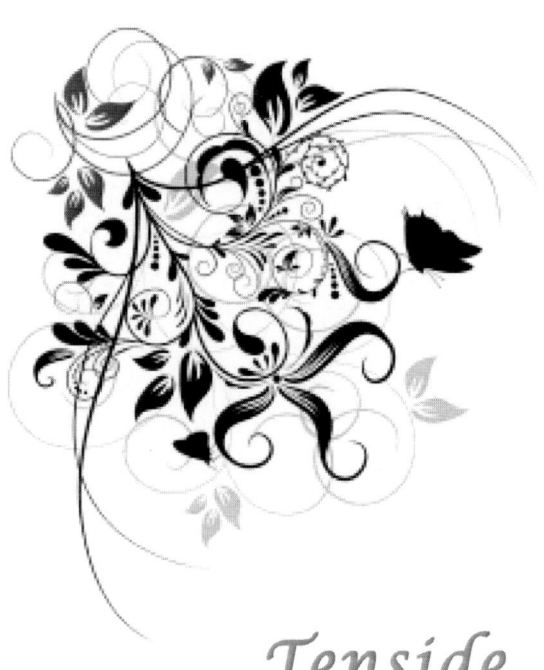

Tenside

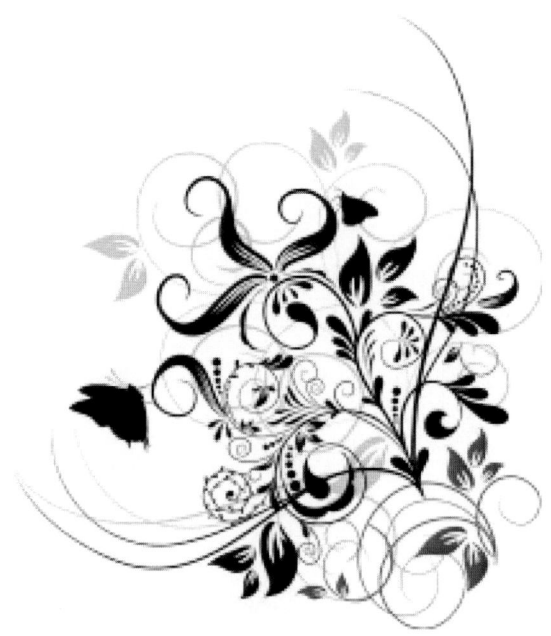

Betain / Cocosbetain

COCOAMIDOPROPYL BETAINE

Betain ist ein Gattungsname für Waschgrundstoffe, die alle eine ähnliche Struktur und Wirkung wie quaternäre Stoffe aufweisen. Die klare, hellgelbe, niedrigviskose Flüssigkeit wird aus Fettsäuren von Kokos- und Palmkeröl gewonnen. Betain hat einen geringen Eigengeruch und einen pH Wert von 5 bis 6. Es zeigt eine gewisse Substantivität zu Keratin und wirkt daher leicht filmbildend, ähnlich eines leichten Conditioners. Betain gilt als reizarm und mild. Es wirkt irritationsmildernd auch in Verbindung mit anderen Tensiden. Es zeigt nur eine mittlere Schaumkraft, die jedoch mit Glycerin in der Formulierung verbessert werden kann. Betain ist ein gutes Basistensid für jeden Haut- und Haartyp. Bei schnell fettenden und / oder sehr feinen Haaren sollten Sie sehr niedrig dosieren, um die Haare nicht zu beschweren. In Kombination mit anderen Tensiden wirkt Betain leicht verdickend.

Verwendung: als Basistensid für flüssige Duschgele, Badeschäume, Shampoos u.s.w.

WAS (waschaktive Substanz): 30 % / *Tensidkategorie:* amphoter

Einsatzmenge: 30 bis 50 % in der Tensidmischung

Cocos Glucosid

COCO GLUCOSIDE

Cocos Glucosid (Handelsname Plantacare ® 818 UP von Cognis) ist ein Zuckertensid der neuen Generation. Es handelt sich um eine trübe, viskose wässrige Lösung von C8 bis C16 Fettalkohole und einem Glykosid. Cocos Glucosid gilt als mild und reizfrei. Der pH-Wert liegt zwischen 11 und 12. Wird er auf unter 7 gesenkt, verschwindet die Trübung und die Lösung wird klar. Cocos Glucosid besitzt eine gute Reinigungsleistung und nur mäßiges Schaumvolumen, stabilisiert jedoch die Schaumkraft anderer Tenside.

Verwendung: als Basistensid für alle flüssigen Duschgele, Badeschäume und Waschlotionen, Shampoos und Spülungen für jeden Haut- und Haartyp

WAS: 51 % / *Tensidkategorie:* nichtionisch

Einsatzmenge: 10 bis 15 % als Co-Tensid, bis 80 % als Basistensid in der Tensidmischung

Collagentensid / Lamepon S

POTASSIUM COCOYL HYDROLYZED COLLAGEN

Lamepon S ist ein Aniontensid, das zur Produktklasse der Protein-Fettsäure-Kondensaten gehört. Die Ausgangsmaterialien bilden tierisches Kollagen und pflanzliche Fettsäuren aus Kokos- und Palmkernöl. Lamepon S ist eine klare, hell- bis dunkelgelbe Flüssigkeit mit mildem Geruch und einem pH-Wert von 6 bis 7. Es besitzt ausgezeichnete Wasch- und Schaumkraft. Lamepon S gilt als reizarm, mild und gut hautverträglich.

Verwendung: Basistensid für alle flüssigen Duschgele, Badeschäume und Waschlotionen, Shampoos
WAS: 30 % / *Tensidkategorie:* anionisch
Einsatzmenge: bis 80 % in der Tensidmischung

Collagentensid P

DECYL GLUCOSIDE / C10-C16 ALKYLPOLYGLUCOSIDE

Die meisten Händler bieten unter dieser Bezeichnung ein Alkylglucosid an, das von der Firma Cognis mit den Handelsnamen Plantacare® 2000 UP oder Plantaren® 2000N UP vertrieben wird. Es wird aus C8 bis C16 Fettsäuren aus Kokosöl und Glucose, meist aus Maisstärke, hergestellt. Die Fettsäuren sind im wesentlichen Caprylsäure, Caprinsäure, Laurinsäure, Myristinsäure und Palmitinsäure. Der pH-Wert liegt mit 11 bis 12 deutlich im basischen Bereich. Im Endprodukt wird er durch Säurezugabe auf den hautverträglichen Wert zwischen 5 und 6 gesenkt. Decyl Glucoside ist mit Cocos Glucosid vergleichbar und hat ähnliche Eigenschaften. Es schäumt relativ gut, ist mild zur Haut und nicht reizend.

Manchmal findet man auch die INCI Potassium Cocoyl Hydrolyzed (Wheat) Protein, ein Kokosfettsäure-Protein-Kondensat. Diese s.g. Cocoyl Polypeptide waren mit die ersten synthetischen Tenside. Sie gelten als mild und nicht irritierend. Allerdings haben sie mit dem o.g. Tensid nichts gemeinsam, denn das Cocoyl Hydrolyzed (Wheat) Protein ist ein anionisches Tensid. Falls Ihr Händler diese INCI angibt, fragen Sie bitte nach, was sich dahinter verbirgt.

Verwendng: für alle flüssigen Duschgele, Badeschäume und Waschlotionen, Shampoos
WAS: 51 bis 55 % / *Tensidkategorie:* nichtionisch
Einsatzmenge: 3 bis 50 % in der Tensidmischung

Facetensid

DISODIUM PEG-5 LAURYLCITRATE SULFOSUCCINATE, SODIUM LAURETH SULFATE

Facetensid ist ein Pseudonym der Hobbythek für das Produkt Rewopol® SB CS 50 K der Firma Evonic Goldschmidt. Das sehr dünnflüssige, klare, hellgelbe Tensid wird aus Polyethylenglykol (PEG), Zitronensäure und verschiedenen Fettalkoholen hergestellt. Es wird allgemein als sehr mild und hautverträglich eingestuft. Es besitzt gute Reinigungswirkung und hohe Schaumbildung. Der pH Wert liegt zwischen 5 und 6. Polyethylenglykole (kurz PEGs) sind umstritten, weil sie aus giftigen Gasen gewonnen werden, die auch als Kampfstoffe Verwendung finden.

Verwendung: als Basistensid für flüssige Dusch-, Bade- und Waschseifen, Shampoos
WAS: 40 % / *Tensidkategorie:* anionisch
Einsatzmenge: bis 80 % in der Tensidmischung

Ghassoul / Wascherde
HECTORITE

Ghassoul ist kein Tensid im herkömmlichen Sinne, sondern eine waschaktive Tonerde. Es handelt sich um ein erdbraunes, feines Pulver mit lehmartigem Geruch. Es wird auch als Lavaerde bezeichnet. Es ist tensid- und seifenfrei. Der Wirkmechanismus beruht auf der hohen Ionentauschkapazität der Partikel, sie absorbieren fetthaltigen Schmutz, abgestorbene Hautzellen und andere Verunreinigungen. Die Tonerde ist sehr mineralreich: SiO_2 55 bis 61 %, MgO über 21 %, MgO / SiO_2 über 0,45 %, Al_2O_3 unter 5 %, FeO_3 unter 2 %, CaO unter 3 %. Das Pulver hat eine starke Quellfähigkeit (Wasserbindevermögen), es entstehen kolloidale, gelartige Strukturen. Das Pulver ist fast unbegrenzt haltbar und nicht konserviert. Es ist reizfrei, äußerst mild, macht die Haut weich, verbessert die natürliche Spannkraft, verändert nicht den pH-Wert der Hautoberfläche. Beim Umstieg von tensidhaltigen Waschmitteln auf Ghassoul kann es vorübergehend zu vermehrter Schuppenbildung und strohigen Haaren kommen. Diese Erscheinungen verschwinden nach einiger Zeit der Anwendung wieder.

Verwendung: Mit Wasser vermischt, als universelles Reinigungsmittel für Haut und Haar, als Gesichtsmaske, in Peelingprodukten, als Badezusatz für alle Haut- und Haartypen, besonders bei sehr empfindlicher Haut, bei Seifen- und Tensidunverträglichkeit, Allergieanfälligkeit
Einsatzmenge: unbegrenzt

Glycintensid
DISODIUM COCOAMPHODIACETATE

Glycintensid ist eine niedrig viskose, gelbe Flüssigkeit mit leichtem Eigengeruch. Es handelt sich um ein Glycinderivat, das durch chemische Reaktion aus Glycin, Aminosäuren und Fettsäuren hergestellt wird. Es zählt zur Gruppe der Amphotertenside. Glycintensid kann im pH Bereich zwischen 4 und 9 verwendet werden. Wie alle amphoteren Tensiden reagiert Glycintensid im sauren pH Bereich amphoter und im alkalischen Bereich anionisch. Auch bei hartem Wasser und Salzzugaben bleibt es beständig. Es besitzt gute Haut- und Schleimhautverträglichkeit und schäumt auch bei Ölzugaben noch sehr gut. Glycintensid wird unter der Handelsbezeichnung Rewoteric® AM 2 C NM von der Firma Evonic Goldschmidt vertrieben. Glycintensid ist für alle Haut- und Haartypen geeignet. Da es leichte Konditionereigenschaften zeigt, sollte bei schnell fettenden und / oder sehr feinen Haaren eher niedrig dosiert werden.

Verwendung: als Basistensid für flüssige Duschgele, Badeschäume und Waschlotionen, Shampoos
WAS: 39% / *Tensidkategorie:* amphoter
Einsatzmenge: 3 bis 30 % in der Tensidmischung

Haarsoft HT

COCO GLUCOSIDE, GLYCERYL OLEATE

Haarsoft HT ist ein Pseudonym der Hobbythek, es wird unter dem Handelsnamen Lamesoft® PO 65 der Firma Cognis vertrieben. Es ist eine milchigtrübe, pastöse Substanz, die aus einem Tensid (Cocos Glucosid) und der lipophilen Komponente Glycerylmonostearat besteht. Diese wird aus Kokos- Palmkern-, Sonnenblumen- und Maiskeimöl gewonnen. Es wird vorwiegend als Co-Tensid und Rückfetter in Reinigungsprodukten eingesetzt. Haarsoft kann mit allen Tensiden gemischt werden. Aufgrund seiner viskosen Beschaffenheit wirkt es in Tensidformulierungen leicht verdickend. Die lipophile Komponente sorgt für bessere Kämmbarkeit der nassen Haare und hat rückfettende Eigenschaften. Es gilt als sehr mild und reizfrei und ist deshalb auch für Babyprodukte und empfindliche Haut und Kopfhaut geeignet.

Verwendung: als Co-Tensid und Rückfetter in allen Reinigungsprodukten, vor allem bei empfindlicher Haut und in Babyprodukten
WAS: 35 %
Einsatzmenge: 2 bis 5 % in der Tensidmischung

Lathanol LAL (SLSA)

SODIUM LAURYL SULFOACETATE

Lathanol LAL ist besser unter dem Kürzel »SLSA« bekannt. Es ist eine Besonderheit unter den Tensiden. Alle bisher vorgestellten Tenside liegen in flüssiger Form vor, SLSA dagegen ist ein weißes Pulver. Es wird aus Laurinsäure von Kokosöl und organischen Salzen aus Essigsäure hergestellt. Das Pulver besteht aus ca. 65 % Sodium Lauryl Sulfoacetat, weitere Komponenten sind Natriumsulfat und Natriumchlorid. SLSA verfügt über ausgezeichnetes Reinigungs- und Schaumbildungsvermögen. Meine erste Bekanntschaft mit SLSA in der Badewanne war atemberaubend. So viel stabilen Schaum kennt man normalerweise nur von Sodium Laureth Sulfaten. Bei einer 3%igen SLSA-Konzentration in Wasser liegt der pH Wert bei 6,5. Es ist von pH 5 bis 9 beständig. Mit SLSA als Basistensid sind feste Formulierungen, wie z.B. die Shampoobars oder feste Schaumbadstücke realisierbar. Als Co-Tensid kann es auch flüssigen Duschgelen oder Shampoos beigemischt werden. Formulierungen mit SLSA trocknen die Haut nicht aus. Ich habe sogar den Eindruck, dass es den Feuchtigkeitsverlust mindert. Es gilt als besonders mild und hautfreundlich.

Verarbeitung: Je nach Rezeptur in 80°C heißem Wasser lösen und mit anderen Tensiden mischen oder als Pulver zugeben.
Verwendung: als Basis- und Co-Tensid für Duschgele, Shampoos, Badeschäume, Waschcremes, Badebomben, Bubble Bars, Badepulver
WAS: 65 % / *Tensidkategorie:* anionisch
Einsatzmenge: 1 bis 30 %, in Badezusätzen bis 50 %

Wichtiger Hinweis: Das Pulver staubt sehr stark und kann die Atemwege reizen. Arbeiten Sie vorsichtig, atmen Sie die Partikel nicht ein, tragen Sie ggf. Mundschutz.

Rewoderm Li S 80

PEG-200 HYDROGENATED GLYCERYL PALMITATE, PEG-7 GLYCERYL COCOATE

Rewoderm Li S 80 ist ein PEG-basierendes, nichtionisches Tensid, das aus Palmkern- und Kokosfettsäuren hergestellt wird. Die Substanz ist leicht opak, sirupartig und klebrig. Rewoderm dient als Viskositätsregler für Tensidformulierungen. Der pH Wert liegt zwischen 7 und 8. Rewoderm beeinflusst den pH Wert der fertigen Formulierung nicht. Der Hersteller gibt an, dass Rewoderm keinen Einfluss auf das Schaumvolumen hat, wenn die Dosierung zwischen 1 und 4 % liegt. Rewoderm Li S 80 gilt als gut hautverträglich und nicht hautreizend. Es enthält jedoch Polyethylenglykole, die umstritten sind, weil sie aus giftigen Gasen gewonnen werden, die auch für Kampfstoffe verwendet werden.

Verarbeitung: Portionsweise als letzte Komponente in die Tensidformulierung einrühren; die verdickende Wirkung setzt erst mit einigen Minuten Zeitverzögerung ein.

Verwendung: als Viskositätsregler in allen Tensidformulierungen, wie Duschgele, Shampoos
WAS: 70 % / *Tensidkategorie:* nichtionisch
Einsatzmenge: 1 bis 4 % im Endprodukt

Sanfteen

SUCROSE COCOATE

Sanfteen ist ein Pseudonym der Hobbythek für das Produkt Tegosoft® LSE 65 K Soft der Firma Evonic Goldschmidt. Das Tensid wird aus Zuckerester und Kokosfettsäuren hergestellt. Die pastöse Masse riecht intensiv seifig. Sie neigt dazu, bei Temperaturen über 25°C flüssig zu werden. Sanfteen zählt zur Gruppe der Amphotertenside. Der pH Wert liegt zwischen 7 und 8. Sanfteen gilt als äußerst mild und reizfrei. Es mildert die Reizwirkung anderer Tenside. Es wird daher besonders für empfindliche Haut und Babyprodukte empfohlen. Sanfteen verbessert das Hautgefühl während der Reinigung, macht die Haut weicher und geschmeidiger. Es erzeugt stabilen, cremigen Schaum. In Tensidmischungen hat es leicht verdickende Eigenschaften. Der Hersteller empfiehlt eine Dosierung von 1 bis 5 %. In den Rahmenrezepturen werden Dosierungen zwischen 1 und 2,5 % verwendet. Mehr als 10 % Sanfteen sollte eine Tensidmischung nicht enthalten, denn es ist im sauren pH Bereich nicht stabil. Die Formulierung wird wieder flüssig. (Aus einem Experiment: Die reine Sanfteen-Seife (Sanfteen + Wasser + Rewoderm) hat einen pH-Wert von 7. Wird Säure zugegeben, wird die Seife wieder flüssig.)

Verwendung: als Co-Tensid für alle Reinigungsformulierungen, besonders für empfindliche Haut
WAS: 65 % / *Tensidkategorie:* amphoter
Einsatzmenge: 1 bis 5 %

Zetesol 856 T
MIPA-LAURETH SULFATE, COCOAMIDOPROPYL BETAINE

Zetesol besteht aus zwei Komponenten. Die eine ist ein MIPA-Fettalkoholethersulfat und trägt die chemische Bezeichnung C12 bis C14 Fettalkohol, Polymer mit Oxiran, Schwefelsäureester, 2-Hydroxy-1-Aminopropane Salz. MIPA steht für Monosiopropanolamin, das eine organische Verbindung aus der Gruppe der Alkanolamine ist. Dieses wird als Zwischenprodukt zur Herstellung von u.a. Waschmitteln und Emulgatoren für Kosmetika verwendet. MIPA-Fettalkoholethersulfate gelten allgemein als nicht besonders hautfreundlich. Um Irritationen zu mildern, enthält Zetesol als zweite Komponente ca. 5 % Betain. Zetesol 856 T ist ein leicht gelbliches, viskoses Aniontensid mit leichtem Eigengeruch und einem pH Wert von ca. 7. Es besitzt ausgezeichnetes Schaumbildevermögen und hohe Waschkraft. In Tensidmischungen wirkt es leicht verdickend.

Verwendung: Duschgele, Shampoos besonders bei fetter Haut und fetten Haaren, stark schäumende Badezusätze
WAS: 56 % / *Tensidkategorie:* anionisch
Einsatzmenge: 20 bis 30 % in der Tensidmischung

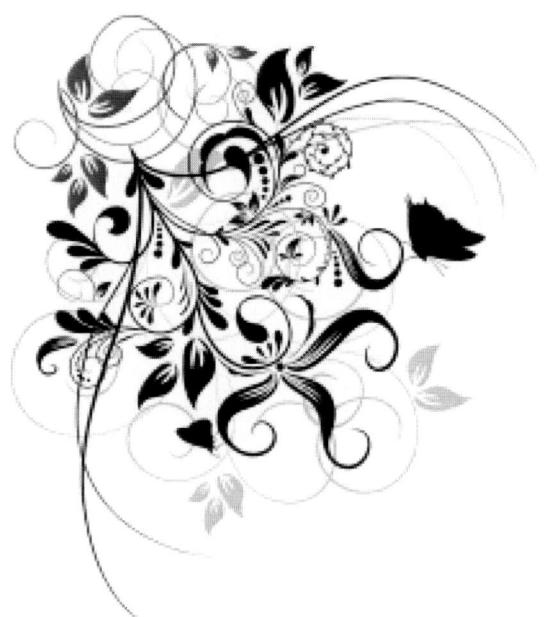

Konservierungsstoffe

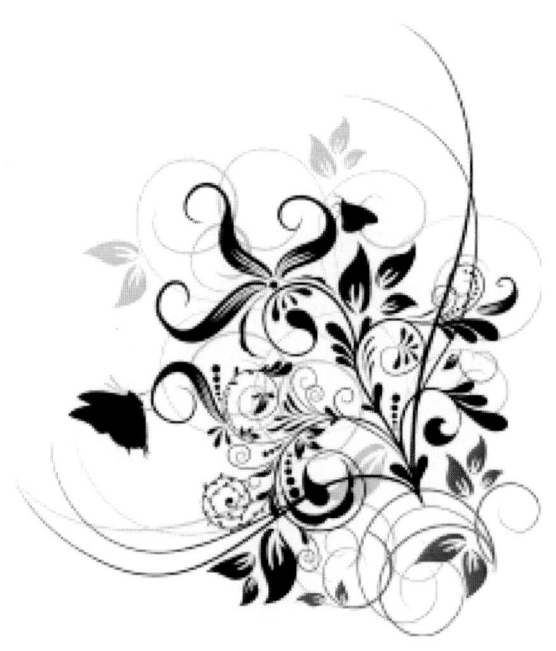

A-Kons / Rokonsal™ BSB-N

BENZYL ALCOHOL, GLYCERIN, BENZOIC ACID, SORBIC ACID

Die klare, zähe Flüssigkeit besteht aus Benzylalkohol, Benzoesäure und Sorbinsäure, die in Glycerin gelöst sind. In dieser Kombination ist es ein effektiver Konservierer, der gegen Hefepilze, Schimmel und Bakterien wirksam ist. A-Kons weist einen geringen Eigengeruch auf, der sich aber gut überdecken lässt. Um eine gute Wirksamkeit zu erzielen, ist es wichtig, den pH-Wert der fertigen Emulsion zu messen und ihn ggf. mit Zitronen- oder Milchsäure auf 5 zu senken. Die Haltbarkeit liegt bei unten genannter Dosierung bei etwa 3 bis 6 Monate. Ein längerer Zeitraum ist nicht möglich, da A-Kons das Keimwachstum hemmt, die Keime aber nicht abtötet. A-Kons gilt als gut verträglich.

Verwendung: in allen Emulsionen, Shampoos und Duschgele bis pH 5,5
Einsatzmenge: Tensidformulierungen 0,2 %, Emulsionen bis 1 %

Euxyl PE 9010

PHENOXYETHANOL, ETHYLHEXYLGLYCERIN

Mit der Bezeichnung »Euxyl« gibt es eine Reihe von Konservierungsmitteln. Einige enthalten auch Parabene. Euxyl PE 9010 ist eine Mischung aus 90 % Phenoxyethanol und 10 % Ethylhexylglycerin. Phenoxyethanol wird in der Kosmetikindustrie schon lange als gut wirksames Konservierungsmittel eingesetzt. Der Zusatz von Ethylhexylglycerin verbessert die Wirksamkeit erheblich. Letzteres beeinflusst die Grenzflächenspannung an Mikroorganismen, so kann Phenoxyethanol seine antimikrobielle Wirksamkeit besser entfalten. Euxyl PE 9010 ist gegen Bakterien, Hefen und Schimmelpilze gleichermaßen wirksam. Euxyl PE 9010 ist ein Konservierungsstoff, der pH-unabhängig bis 12 zuverlässig konserviert. Er ist daher besonders für säureempfindliche Emulgatoren und basische Kosmetik ideal. Euxyl PE 9010 ist klar löslich, dadurch kommt es bei klaren Gelen zu keiner Eintrübung. Weiterhin weist das Konservierungsmittel eine gute Temperatur- und Salzstabilität auf. Euxyl PE 9010 wird als gut hautverträglich eingestuft. Der Stoff ist weltweit für Kosmetik zugelassen, jedoch für Naturkosmetik nicht geeignet, da er nicht in der Positivliste des BDIH geführt wird.

Verwendung: für alle kosmetischen Formulierungen bis pH 12
Einsatzmenge: 0,5 bis 1 %

Heliozimt K

3,4-METHYLENDIOXY-BENZALDEHYD, PHENYLPROPYLALCOHOL

Die klare, dünnflüssige Substanz ist eine Mischung aus etwa 10 bis 15 % Heliotropin in Hydrozimtalkohol. Der intensive, leicht blumige Geruch erinnert an Flieder, Hyazinthe und Rose. Er ist auch deutlich in der fertigen Formulierung riechbar und schwer zu überdecken. Die beiden Komponenten in Heliozimt K kommen zwar alle in der Natur vor, werden aber meist synthetisch hergestellt und dienen auch in der Parfümerie als Riechstoffe. Beide Stoffe gelten als hautreizend. Heliotropin ist lichtempfindlich und kann in einer Emulsion eine leichte Braunfärbung hervorrufen. Heliozimt K hat antimikrobielle Eigenschaften. D.h., es dämmt das Bakterienwachstum ein. Es kann pH-Wert unabhängig eingesetzt werden. Jedoch sollte der pH-Wert nicht über 7 liegen, denn ab diesem Bereich verliert es seine Wirksamkeit.

Verwendung: Konservierungsmittel für alle kosmetischen Formulierungen bis pH 7
Einsatzmenge: 0,5 bis 1 %

Kaliumsorbat
POTASSIUM SORBATE

Kaliumsorbat ist das Salz der Sorbinsäure. Es wird durch chemische Veränderung aus der Sorbinsäure hergestellt. Das durch die Modifizierung entstandene Kaliumsalz nennt man Sorbat. Die Sorbinsäure ist eine ungesättigte Fettsäure, die in der Natur in der Vogelbeere (Eberesche) zu finden ist. Kaliumsorbat wirkt wachstumshemmend auf Hefen und Schimmelpilze, zeigt aber nur mäßige Wirksamkeit gegen Bakterien. Für eine breitgefächerte Wirksamkeit ist es daher sinnvoll, Kaliumsorbat in Kombination mit z.B. Weingeist einzusetzen. Der optimale pH-Wert für eine gute Wirksamkeit liegt zwischen 4 und 5,5. Ab einem pH-Wert von 7 wird die Wirkung aufgehoben. Kaliumsorbat ist auch für Lebensmittel zugelassen und wird mit E202 deklariert. Im Handel sind das reine Kaliumsorbat, ein weißes Granulat, und eine wässrige, relativ geruchlose 1:5-Lösung erhältlich. Die Lösung wird dem fertigen Endprodukt zugegeben, das Granulat muss zuvor in etwas Wasser gelöst werden. Kaliumsorbat gilt als gut verträglich, kann aber, wie alle Konservierungsstoffe, Allergien auslösen.

Verwendung: Konservierungsmittel für alle kosmetischen Formulierungen bis pH 5,5
Einsatzmenge: Granulat 0,2 %, Lösung 1 bis 1,5 %

Paraben K
BENZYL ALCOHOL, METHYLPARABEN, PROPYLPARABEN, FARNESOL

Die klare Substanz ist eine Mischung aus 24 Teilen Methylparaben, 6 Teilen Propylparaben, 5 Teilen Farnesol und der Rest ist Benzylalkohol. Methyl- und Propylparaben sind sehr gut wirksam gegen Hefen und Pilze, weniger gegen Bakterien. Dagegen sind Benzylalkohol und Farnesol wirksam gegen Bakterien. Die Mischung hat eine s.g. Synergiewirkung. Benzylalkohol ist ein synthetisch hergestellter Aromastoff, der in der Natur z.B. in YlangYlang, Jasmin und Tuberose zu finden ist. Generell sind PHB-Ester schwer wasserlöslich. In Emulsionen wandern sie deshalb leicht in die Fettphase, in der sie sich besser lösen. Sie werden dadurch inaktiv. Die Lösung in Benzylalkohol bewirkt eine bessere Wasserlöslichkeit. Die beste Wirksamkeit hat Paraben K bei einem pH-Wert von 5 bis 6. Je alkalischer die kosmetische Formulierung ist, desto unwirksamer wird der Konservierungs- stoff. Bei einem pH-Wert von 8 ist keine konservierende Wirkung mehr vorhanden. Die Haltbarkeit liegt bei unten genannter Dosierung bei 3 bis 6 Monaten. Eine höhere Dosierung bewirkt keine längere Haltbarkeit.

Verwendung: Konservierungsmittel für alle kosmetischen Formulierungen bis pH 6

Einsatzmenge: 0,5 bis 1%

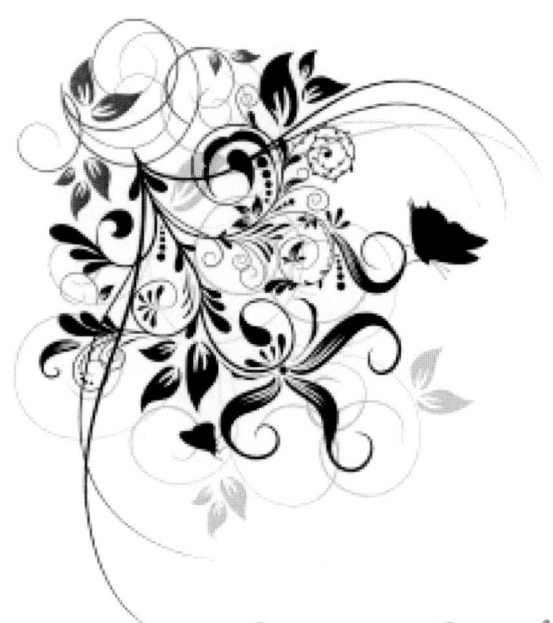

ätherische Öle

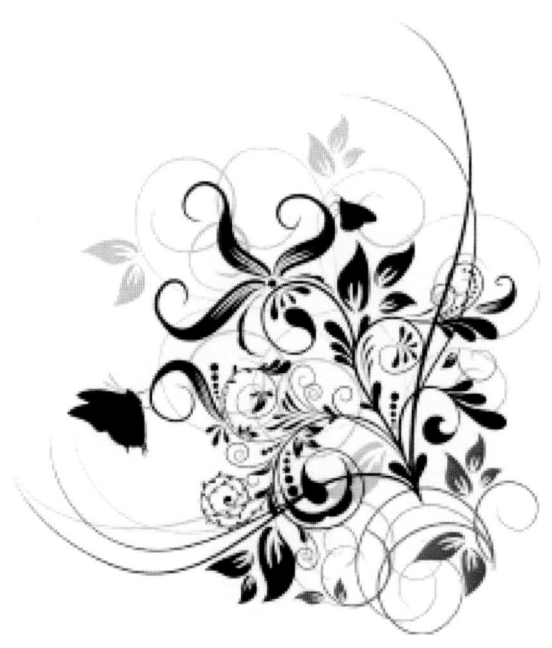

Angelikawurzel / Engelwurz

ANGELICA ARCHANGELICA

Doldenblütler / Umbelliferae

Anbaugebiete: Belgien, Ungarn, Kroatien / Destillation der Wurzeln

Wichtigste Inhaltsstoffe: Pinen, Limonen, Linalool, Borneol, Bornylacetat, Kumarine

Duftprofil: Herznote; krautig-warmer, würzig-pfeffriger Duft mit leicht frischen und herben Unterton

Duftharmonie: Fenchel, Bergamotte, Teebaum, Myrte, Grapefruit, Koniferen, Eichenmoos, Patschuli, Vetiver, Muskatellersalbei, Zitrusöle

Eigenschaften: entspannend, krampflösend, hautregenerierend, nervenstärkend

Verwendung: bei gereizter, gestauter Haut, Schuppenflechte, in der Duftlampe und in Entspannungsbädern bei Nervosität und in Stress-Situationen

Angelikawurzelöl ist stark phototoxisch. In Tagespflege, Sonnenschutzprodukten und vor Sonnenbäder nicht verwenden.

Basilikum / Europäisches Basilikum

OCIMUM BASILICUM

Lippenblütler / Labiatae

Anbaugebiete: Frankreich, Italien, Ägypten, Bulgarien, Ungarn / Destillation aus dem Kraut

Wichtigste Inhaltsstoffe: Linalool, Citronellol, Geraniol, Methylcavicol, Eugenol, Borneon, Methylcinnamat, 1,8-Cineol

Duftprofil: Kopfnote; würzige Frische mit krautig-süßlichen Elementen

Duftharmonie: Bergamotte, Muskatellersalbei, Limette, Eichenmoos, Citronella, Geranie, Ysop, Lemongras, Orange, Litsea

Eigenschaften: ausgleichend, antibakteriell, antiseptisch, anregend auf den Hautstoffwechsel, tonisierend, krampflösend, schmerzlindernd, entzündungshemmend, nervenstärkend

Verwendung: bei reifer Haut, unreiner Haut, Schuppen, Insektenstichen, in Duftlampe oder Aromavlies in Stress-Situationen, zum konzentrierten Arbeiten, bei nervöser Anspannung, in Insektenschutzmischungen, bei Spannungskopfschmerz

Während der Schwangerschaft sehr vorsichtig dosieren und nicht täglich anwenden.

Benzoe siam

STYRAX TONKINENSIS

Styraxgewächse / Styracaceae

Anbaugebiete: Thailand, Vietnam, China / Extraktion aus dem Harz

Wichtigste Inhaltsstoffe: Coniferylbenzoat, Benzoesäure; Zimtsäure, Vanillin

Duftprofil: Basisnote; leichtes, warmes Vanillearoma mit einer weichen Süße und mandelartiger Nuance

Duftharmonie: Jasmin, Rose, Magnolienblüte, Frangipani, Vetiver, Geranie, Weihrauch, Myrrhe, Zypresse, Wacholder, Zitrone, Koriander

Eigenschaften: sehr hautregenerierend, zellerneuernd, antiseptisch, beruhigend, entzündungshemmend, adstringierend, desodorierend, oxidationshemmend

Verwendung: bei entzündeter, gereizter Haut, rissiger, trockener Haut, unreiner Haut, Schuppenflechte, trockener Nasenschleimhaut, Verbrennungen, in Deodorant, in Bäder und Massageölen bei Anspannung, Stress, Nervosität und Reizbarkeit

Benzoeöl kann bei empfindlichen Personen allergische Reaktionen auslösen.

Bergamotte

CITRUS AURANTIUM VAR. BERGAMIA

Rautengewächs / Rutaceae

Anbaugebiete: Süditalien, Spanien / Kaltpressung aus der Fruchtschale

Wichtigste Inhaltsstoffe: Limonen, Pinen, Linalool, Nerol, Geraniol; Neral, Linalylacetat; Bergapten, Bergamottin, Bergaptol

Duftprofil: Kopfnote; herbe Zitronenfrische mit grünem Anstrich, leichter, frischer Gesamteindruck

Duftharmonie: Neroli, YlangYlang, Rose, Zeder, Vetiver, Geranie, Lavendel, Jasmin, Zypresse, Zitrone, Kamille, Wacholder, Koriander, Veilchenblätter

Eigenschaften: beruhigend, antidepressiv, psychisch ausgleichend, krampflösend, antiseptisch, wundheilend, sehr hautregenerierend, tonisierend, desodorierend

Verwendung: allgemeine Haut- und Haarpflege, besonders bei unreiner, fettiger Haut, reifer und faltiger Haut, Juckreiz, in Deodorant, Rasierwasser, Haarwasser, bei Insektenstichen, in Massageölen oder in der Duftlampe bei Niedergeschlagenheit, Nervosität, stressbedingten Beschwerden, in Mischungen zur Insektenabwehr

Bergamotteöl enthält hohe Anteile Furokumarine, die stark photosensibilisierend wirken. Es können verbrennungsähnliche Hautreizungen auftreten. Es gibt auch ein Bergamotteöl, dem die Furokumarine entzogen wurden. Dieses hat keine phototoxische Wirkung.

Bergamottminze / Zitronenminze
MENTHA CITRATA

Lippenblütler / Labiatae

Anbaugebiet: Frankreich / Destillation aus dem Kraut

Wichtigste Inhaltsstoffe: Linalylacetat, Granylacetat; Linalool, Terpineol, Geraniol, Citronellol; 1,8-Cineol

Duftprofil: Kopfnote; weicher Minzeton mit zitronig-frischen, süßlichen Aspekten

Duftharmonie: Lavendel, Litsea, Limette, Speiklavendel, Rosmarin verbenon

Eigenschaften: stark tonisierend, krampflösend, ausgleichend, erfrischend, aufmunternd

Verwendung: bei fetter, unreiner Haut, Mischhaut, fetten Haaren

Allgemein gut verträglich.

Bitterorange / Pomeranze
CITRUS AURANTIUM

Rautengewächs / Rutaceae

Anbaugebiete: Italien, Spanien / Kaltpressung aus der Fruchtschale

Wichtigste Inhaltsstoffe: Limonen, Pinen, Linalool, Geranial, Linalylacetat

Duftprofil: Kopfnote; bitter-süße Frische mit leicht fruchtigem Aroma

Duftharmonie: Lavendel, Neroli, Zitrone, Muskatellersalbei, Myrrhe, Zimt, Gewürznelke

Eigenschaften: sanft nervenberuhigend, entzündungshemmend, adstringierend, antiseptisch

Verwendung: bei trüber, fetter Haut, reifer Haut, fetten Haaren, Cellulite, in Duftmischungen für die Aromalampe und für Massageöle bei Nervosität und Angstzuständen

Bitterorangeöl sollte in Badezusätzen nur gering dosiert werden, denn es kann bei empfindlichen Personen zu Hautreizungen führen.

Cajeput
MELALEUCA LEUCADENDRA / MELALEUCA CAJEPUTI

Myrtengewächs / Myrtaceae

Anbaugebiete: Indien, Malaysia, Indonesien, Australien / Destillation der Blätter

Wichtigste Inhaltsstoffe: Pinen, Limonen; Caryophyllen, Terpineol, Viridiflorol; Nerodiol, Terpineolacetat; 1,8-Cineol

Duftprofil: Kopfnote; dezenter Gewürznelkenduft verbunden mit einem frischen, kühlen Eukalyptuston

Duftharmonie: Rosmarin, Kampfer, Riesentanne, Douglasfichte, Niaouli
Eigenschaften: antiseptisch, ausgleichend, harmonisierend, konzentrationsfördernd
Verwendung: bei fetter Haut, unreiner Haut, entzündeter Haut, Insektenstichen, bei mentaler Erschöpfung, Konzentrationsproblemen, Kopfschmerzen
Allgemein gut verträglich. Schwangere sollten auf die Verwendung von Cajeputöl verzichten.

Cardamom

ELETTARIA CARDAMOMUM

Ingwergewächs / Zingiberaceae

Anbaugebiete: Indien, Sri Lanka, Guatemala, Costa Rica / Destillation der Samen

Wichtigste Inhaltsstoffe: Sabinen, Limonen, Terpenylacetat, Linalylacetat, Linalool, Terpineol-4, 1,8-Cineol

Duftprofil: Kopf-Herznote; klarer Gewürzduft mit sehr frischem, mentholartigem Aroma

Duftharmonie: Fenchel, Anis, Koriander, Weihrauch, Rose, Zitrusöle, Gewürzöle, Zeder, Neroli, Kümmel, YlangYlang, Cistrose

Eigenschaften: tonisierend und stimulierend, krampflösend, antibakteriell, nervenstärkend, antiseptisch

Verwendung: In Mundspülungen und Zahncremes bei Mundgeruch, für die Duftlampe bei Konzentrationsschwierigkeiten und geistiger Erschöpfung
Allgemein gut verträglich.

Cistrose

CISTUS LADANIFERUS

Cistusgewächs / Cistaceae

Anbaugebiete: Portugal, Spanien, Südfrankreich / Destillation der Blätter und Zweige

Wichtigste Inhaltsstoffe: Pinen, Camphen, Limonen, Borneol, Terpineol-4, Myrtenol, Geraniol, Viridiflorol, Bornylacetat, 1,8-Cineol

Duftprofil: Basisnote; sattes, herbes Aroma mit warmen, maskulinen Anstrich, in Verdünnung ist ein leicht blumiger Ton wahrnehmbar

Duftharmonie: Lavendel, Neroli, Rose, Melisse, Weihrauch, Myrrhe, Patschuli, Eichenmoos, Muskatellersalbei, Kiefer, Wacholder, Bergamotte, Zypresse, Sandelholz, Kamille, Vetiver

Eigenschaften: antibakteriell, antiseptisch, adstringierend

Verwendung: bei reifer Haut, unreiner Haut, Hautentzündungen, Schuppenflechte

Citronella

CYMBOPOGON NARDUS

Süßgräser / Poaceae

Anbaugebiete: Nepal, Sri Lanka / Destillation aus dem Gras

Wichtigste Inhaltsstoffe: Geraniol, Citronellol, Limonen, Citronellal, Caryophyllen, Isoeugenol, Citronellal, Geranial, Geranylacetat, Citronellylacetat

Duftprofil: Kopfnote; herb-frischer Zitronenduft mit leicht süßlichen und dezent holzigen Aspekten

Duftharmonie: Melisse, Verbene, Zeder, Koniferen, Geranie, Zitrone, Bergamotte, Orange

Eigenschaften: antiseptisch, entzündungshemmend, krampflösend, desodorierend, insektenvertreibend, stimulierend

Verwendung: bei großporiger, unreiner Haut, fahler Haut, Cellulite, Deodorant, in Mischungen zur Insektenabwehr, bei Kopfschmerzen, nervöser Erschöpfung

Citronellaöl sollte generell vorsichtig dosiert werden, denn es kann Hautreizungen hervorrufen.

Clementine

CITRUS DELICIOSA

Rautengewächs / Rutaceae

Anbaugebiet: Italien / Kaltpressung aus der Fruchtschale

Wichtigste Inhaltsstoffe: Limonen, Terpinen, Myrcen, Pinen, Myrcen, Thujen, Terpineol, Caryophyllen, Linalool, Terpineol-4, Citronellal, Neral, Geranial, Linalylacetat

Duftprofil: Kopfnote; vollfruchtig und süß mit sonniger Wärme

Duftharmonie: Douglasfichte, Honig, Vanille, Benzoe, Sandelholz und alle Zitrusöle

Eigenschaften: beruhigend, entspannend, krampflösend, antiseptisch, seelisch stabilisierend, nervenstärkend

Verwendung: allgemeine Hautpflege, besonders bei fetter Haut, Mischhaut, in Mischungen für die Aromalampe bei Angstzuständen, Anspannung, Schlaflosigkeit

Clementinenöl ist allgemein gut verträglich und auch bei Kindern sehr beliebt. Es ist phototoxisch und sollte daher in Tagespflege nur sehr sparsam eingesetzt werden.

Douglasfichte / Falsche Tsuga

PSEUDOTSUGA MENZIESII

Kieferngewächs / Pinaceae

Anbaugebiete: Frankreich, Kanada / Destillation der Zweige und Nadeln

Wichtigste Inhaltsstoffe: Pinen, Limonen, Camphen, Borneol, Geraniol, Benzaldehyd, Geranylacetat, Bornylacetat

Duftprofil: Kopf-Herznote; frischer, leicht holziger Duft mit dezenter Zitronenfrische

Duftharmonie: Latschenkiefer, Tanne, Myrte, Niaouli, Cajeput, Zitrusöle, Koniferen

Eigenschaften: antiseptisch, konzentrationsfördernd, anregend

Verwendung: Deodorant und Rasierwasser, in der Duftlampe in Erkältungszeiten, für konzentriertes Arbeiten, im Saunaaufguss

Douglasfichte kann bei empfindlichen Personen im warmen Badewasser Hautreizungen verursachen.

Elemi

CANARIUM LUZONICUM

Balsambaumgewächs / Burseraceae

Anbaugebiet: Philippinen / Destillation aus dem Harz

Wichtigste Inhaltsstoffe: Limonen, Phellandren, Sabinen, Elemen, Terpineol, Elemol, Carvon

Duftprofil: Herz-Basisnote; frische pfeffrig-würzige Note mit einem dezent grün-zitronigem Hintergrund

Duftharmonie: Weihrauch, Sandelholz, Ho-Blätter, Myrrhe, Benzoe, Blütenöle

Eigenschaften: wundheilend, antiseptisch, anregend, regulativ, stärkend

Verwendung: bei reifer und entzündeter Haut, in Aromamischungen bei nervöser Erschöpfung, stessbedingten Beschwerden, allgemeiner Schwäche

Estragon

ARTEMISIA DRACUNCULUS

Korbblütler / Compositae

Anbaugebiete: Frankreich, Italien / Destillation aus dem Kraut

Wichtigste Inhaltsstoffe: Ocimen, Phellandren, Methylcavicol (Estragol), Thujon, 1,8-Cineol

Duftprofil: Kopfnote; deutlich krautig-würzig mit leichter Süße und viel Frische

Duftharmonie: Limette, Rosmarin, Zitrone, Cistrose, Galbanum, Lavendel, Eichenmoos, Vanille, Kiefer, Basilikum

Eigenschaften: krampflösend, antibakteriell, antiallergisch, antiseptisch

Verwendung: in Mischungen für die Aromalampe zur Nervenstärkung

Estragonöl sollte nur gering dosiert werden.

Eukalyptus citriodora / Zitronen-Eukalyptus

EUCALYPTUS CITRIODORA

Myrtengewächs / Myrtaceae

Anbaugebiete: Madagaskar, Australien / Destillation der Blätter und Zweige

Wichtigste Inhaltsstoffe: Terpinen, Thujen, Limonen, Caryophyllen, Citronellol, Borneol, Geraniol, Citronellal, Citronellylacetat, Bornylacetat, Eugenylacetat

Duftprofil: Kopfnote; frische Zitrusnote mit leichter, dezent blumiger Wärme und einem ganz sanften Eukalyptusduft

Duftharmonie: Thymian, Rosmarin, Lavendel, Majoran, Kiefer, Zedernholz, Zitrone

Eigenschaften: entzündungshemmend, beruhigend, desodorierend, insektenvertreibend

Verwendung: bei Schuppen, unreiner Haut, blasser Haut, müder Haut, im Deodorant, zur Insektenabwehr und in der kalten Jahreszeit

Nur in geringer Dosierung verwenden, da das Öl einen hohen Citralgehalt hat.

Eukalyptus dives / Pfefferminz-Eukalyptus

EUCALYPTUS DIVES

Myrtengewächs / Myrtaceae

Anbaugebiet: Australien / Destillation der Blätter und Zweige

Wichtigste Inhaltsstoffe: Phellandren, Cubeben, Elemen, Linalool, Terpineol-4, Piperiton

Duftprofil: Kopfnote; sehr frisch und würzig mit leichter Minzenote, im Hintergrund dezent kampfrig

Duftharmonie: Thymian, Rosmarin, Lavendel, Majoran, Kiefer, Zedernholz, Zitrone, Myrte, Pfefferminze

Eigenschaften: durchblutungsfördernd, wundheilend, antibakteriell, antiseptisch, desodorierend, entstauend

Verwendung: bei fetter, unreiner Haut, im Deodorant, in Mischungen für Saunaaufguss, in der Duftlampe in Erkältungszeiten, bei nervöser Erschöpfung und Kopfschmerzen

Das Öl ist für Babys, Kinder und Schwangere nicht geeignet.

Eukalyptus globulus
EUCALYPTUS GLOBULUS

Myrtengewächs / Myrtaceae

Anbaugebiete: Portugal, Spanien / Destillation der Blätter und Zweige

Wichtigste Inhaltsstoffe: Pinen, Limonen, Phellandren, Myrcen, Terpinen, Camphen, Caryophyllen, Terpineol, Pinocarveol, Pinocarvon, 1,8-Cineol

Duftprofil: Kopfnote; deutlich frischer und kräftiger Eukalyptusduft mit sanft holziger Note

Duftharmonie: Thymian, Rosmarin, Lavendel, Majoran, Kiefer, Zedernholz, Zitrone, Myrte, Pfefferminze

Eigenschaften: erfrischend, stärkend, luftreinigend, konzentrationsfördernd, antiseptisch, desodorierend, durchblutungsfördernd, entstauend

Anwendung: bei unreiner, fetter Haut, fettem Haar, bei Insektenstichen, in Mischungen für Saunaaufguss, in der Duftlampe in Erkältungszeiten, bei Kopfschmerzen und zur Insektenabwehr

Das Öl ist für Babys, Kinder und Schwangere nicht geeignet.

Eukalyptus radiata
EUCALYPTUS RADIATA

Myrtengewächs / Myrtaceae

Anbaugebiet: Australien / Destillation der Blätter und Zweige

Wichtigste Inhaltsstoffe: Limonen, Pinen, Myrcen, Phellandren, Caryophyllen, Terpineol-4, Citronellol, Geraniol, Linalool, Myrtenal, Citronellal, Neral, 1,8 Cineol

Duftprofil: Kopfnote; sehr frisch und würzig-krautig und doch mild im Gesamteindruck

Duftharmonie: Thymian, Rosmarin, Lavendel, Majoran, Zedernholz, Zitrone, Pfefferminze, Myrte

Eigenschaften: erfrischend, stärkend, luftreinigend, konzentrationsfördernd, antiseptisch, desodorierend, durchblutungsfördernd, entstauend

Verwendung: bei unreiner, fetter Haut, fettem Haar, in Mischungen für Saunaaufguss, in der Duftlampe in Erkältungszeiten, bei Kopfschmerzen und zur Insektenabwehr

Dieser Eukalyptus-Typ ist milder und verträglicher als der Typ globulus. Für Babys und Kleinkinder nicht geeignet.

Fenchelsamen

FOENICULUM VULGARE VAR. DULCE

Doldenblütler / Apiaceae

Anbaugebiete: Italien, Frankreich, Ungarn / Destillation aus dem Samen

Wichtigste Inhaltsstoffe: Pinen, Limonen, Fenchol, trans-Anethol, Methylcavicol, Fenchon, Anisaldehyd, Borneon, Anisketon, 1,8-Cineol

Duftprofil: Kopf-Herznote; würzig-warm, leicht süß mit ein wenig Frische im Hintergrund

Duftharmonie: Anis, Kreuzkümmel, Koriander, Galbanum, Lavendel, Geranium, Rose, Sandelholz

Eigenschaften: krampflösend, entwässernd, antiseptisch, entspannend, ausgleichend

Verwendung: bei fetter Haut, reifer, matter Haut, Cellulite, in geringer Dosierung in Duftlampe, Bäder und Massageölen bei Wechseljahres- und stressbedingten Beschwerden

Das Öl ist nicht für Babys, Kinder und Schwangere geeignet.

Fichtennadel

ABIES SIBIRICA

Kieferngewächs / Pinaceae / Picea

Anbaugebiete: Russland, Osteuropa, Deutschland / Destillation der Zweige und Nadeln

Wichtigste Inhaltsstoffe: Camphen, Isoabienol, Bornylacetat

Duftprofil: Kopf-Herznote; sehr frisch mit deutlicher Holznote und weichen, würzigen Unterton

Duftharmonie: Zeder, Douglasie, Zirbelkiefer, Benzoe, Myrte, Zitrusöle

Eigenschaften: krampflösend, tonisierend, durchblutungsfördernd, entzündungshemmend, desodorierend

Verwendung: für Deodorant, Dusch- und Schaumbäder, in der Duftlampe zur Luftreinigung, im Saunaaufguss, für Entspannungsbäder in Erkältungszeiten, bei Nervosität, und Stress

Allgemein gut verträglich.

Frangipani

PLUMERIA RUBA VAR. ACUTIFOLIA

Hundsgiftgewächs / Apocynaceae

Anbaugebiet: Indien / Extraktion der Blüten

Wichtigste Inhaltsstoffe: Benzylsalicylat, Benzylbenzoat

Duftprofil: Herznote; intensiv süß und blumig mit exotisch-fruchtiger Note

Duftharmonie: Jasmin, Rose, Rosenholz, Gingergrass, Linaloe, Zitrusöle, Blütenöle

Eigenschaften: ausgleichen, stimmungshebend, sinnlich

Verwendung: bei reifer Haut, trockener Haut, in erotischen Massageölen

Das Öl ist allgemein gut verträglich aber leider teuer und selten erhältlich.

Galbanum
FERULA GUMMOSA

Doldenblütler / Apiaceae

Anbaugebiete: Iran, Türkei, Afghanistan / Destillation aus dem Harz

Wichtigste Inhaltsstoffe: Pinen, Thujen, Limonen, Myrcen, Camphen, Cubeben, Elemen, Cedren, Pinocarveol, Myrtenol, Pinocarvon, Fenchylacetat, Bornylacetat

Duftprofil: Kopf-Herznote; starker, würziger Duft mit deutlich grünen Elementen

Duftharmonie: Kamille, Fenchel, Sandelholz, Ho-Blätter, Blütenöle

Eigenschaften: wundheilend, entzündungshemmend, antiseptisch, stimulierend, tonisierend, aphrodisisch, krampflösend, ausgleichend

Verwendung: bei reifer Haut, unreiner, entzündeter Haut, müder Haut, für Bäder und Massageöle bei nervösen Spannungszuständen, Reizbarkeit und Muskelschmerzen

Allgemein gut verträglich.

Geranium / Rosengeranie
PELARGONIUM GRAVEOLENS

Storchenschnabelgewächs / Geraniaceae

Anbaugebiete: Ägypten, Madagaskar, Réunion / Destillation der Blätter

Wichtigste Inhaltsstoffe: Pinen, Limonen, Myrcen, Germacren, Caryophyllen, iso-Menthon, Citronellylformiat, Geranylformiat, Citronellylacetat, Rosenoxid, Linalooloxid

Duftprofil: Herznote; intensiver, rosig-blumiger Duft, mit deutlich wahrnehmbarer zitronig-grüner Note

Duftharmonie: Lavendel, Patschouli, Gewürznelke, Rose, Neroli, Sandelholz, Jasmin, Wacholder, Bergamotte und andere Zitrusöle

Eigenschaften: entstauend, entspannend, ausgleichend, adstringierend, entzündungshemmend, sehr hautpflegend, insektenvertreibend, anregend, antiseptisch, desodorierend, nervenstärkend, tonisierend

Verwendung: allgemeine Haut- und Haarpflege, gereizte Haut, gestaute Haut, Couperose, entzündete Haut, Cellulite, in Bade- und Massageöle bei Erschöpfungszuständen und innerer Aufregung

Allgemein gut verträglich. Es sind verschiedene Geraniumöle auf dem Markt. Sie unterscheiden sich im Duft und der Zusammensetzung. Achten Sie auf die botanische Bezeichnung.

Gingergrass

CYMBOPOGON MARTINI VAR. SOFIA

Süßgräser / Poaceae

Anbaugebiet: Nepal / Destillation aus dem Gras

Wichtigste Inhaltsstoffe: Limonen, Phellandren, Geraniol, Farnesol, Carvon, Geranylacetat

Duftprofil: Kopfnote; frische, etwas herbe Grünnote mit dezent bitteren, zitronigen Aspekten

Duftharmonie: Eukalyptus, Myrte, Koniferen, Zitrusöle, Palmarosa, Citronella, Lemongras, Ho-Blätter, Neroli, Petitgrain, Lavendel, Lavandin

Eigenschaften: konzentrationsfördernd, erfrischend, anregend, antibakteriell, regenerierend, hautpflegend, antiseptisch, ausgleichend

Verwendung: allgemeine Haut- und Haarpflege, besonders bei unreiner Haut, fetter Haut, in der Duftlampe für konzentriertes Arbeiten, zur Insektenabwehr, in Bade- und Massageöle bei Müdigkeit und Erschöpfung

Allgemein gut verträglich.

Grapefruit weiß

CITRUS PARADISI

Rautengewächs / Rutaceae

Anbaugebiete: Israel, Kalifornien, Florida / Kaltpressung aus den Fruchtschalen

Wichtigste Inhaltsstoffe: Limonen, Myrcen, Citral, Citronellal, Bergapten, Limettin, Bergaptol

Duftprofil: Kopfnote; deutlich bitter-süße Note mit einer lebendigen Spritzigkeit und viel fruchtiger Frische

Duftharmonie: Benzoe, Honig, Douglasie, Minzen, Riesentanne, Tonka, Tolu, YlangYlang, Zitrone, Palmarosa, Bergamotte, Neroli, Rosmarin, Zypresse, Lavendel, Geranie, Kardamom und andere Gewürze

Eigenschaften: adstringierend, anregend, antiseptisch, tonisierend, erfrischend, konzentrationsfördernd

Verwendung: bei unreiner, gestauter / fetter Haut, Cellulite, müden, brennenden Füßen, reifer Haut, matter Haut, in der Duftlampe bei Kopfschmerzen, für konzentrierte Kopfarbeit, Niedergeschlagenheit und nervöser Erschöpfung, in Saunamischungen und Sportmassageöle

Grapefruitöl ist phototoxisch, es erhöht die Sonnenempfindlichkeit der Haut. Verwenden Sie Grapefruitöl nicht vor Sonnenbäder oder Solariumbesuchen.

Honigessenz

APIS MALLEFICA

Extraktion aus der gefüllten Honigwabe

Wichtigste Inhaltsstoffe: Ethyloxat, Ethylpalmitat, Ethylstearat

Duftprofil: Basisnote; süßer, wachsartiger, fast »klebriger« Duft, strahlt Wärme und Behaglichkeit aus

Duftharmonie: Orange, Mandarine, Clementine, Osmanthus, Zimt, Blütenöle, Benzoe, Sandelholz, Lavendel

Eigenschaften: ausgleichend, vermittelt Wärme und Geborgenheit

Verwendung: allgemeine Haut- und Haarpflege, besonders bei unreiner Haut und in geringer Dosierung bei sensibler Haut, für entspannende Bade- und Massageöle, in Weihnachtsmischungen für die Duftlampe

Bei empfindlichen Personen kann es zu allergischen Reaktionen kommen (Pollenallergie). Im Handel werden ein Absolue und eine 50%ige Verdünnung angeboten.

Immortelle / Strohblume Katzenpfötchen

HELICRYSUM ITALICUM

Korbblütler / Asteraceae / Compositae

Anbaugebiete: Italien, Frankreich, Spanien / Destillation aus dem blühenden Kraut

Wichtigste Inhaltsstoffe: Pinen, Limonen, Camphen, Borneol, Nerol, Nerylacetat, 1,8-Cineol

Duftprofil: Basisnote; honigsüßer, sehr intensiver Duft, der ein deutlich würziges, dezent krautiges Aroma hat, vermittelt Wärme und Geborgenheit

Duftharmonie: Cistrose, Lavendel, Kamille römisch, Litsea, Citronella, Melisse, Bergamotte, Mimose, Eichenmoos, Geranie, Muskatellersalbei, Rose und Zitrusöle

Eigenschaften: adstringierend, antiallergisch, antiseptisch, entzündungshemmend, hauttraffend, nervenstärkend

Verwendung: bei entzündeter, empfindlicher Haut, unreiner Haut, rauer, schuppiger Haut, Sonnenbrand, Couperose, Hämatome, für entspannende Bade- und Massageöle, in der Duftlampe bei Niedergeschlagenheit, nervöser Erschöpfung und stressbedingten Beschwerden

Allgemein gut verträglich.

Ingwer

ZINGIBER OFFICINALIS

Ingwergewächs / Zingiberaceae

Anbaugebiete: Indien, Jamaika, Sri Lanka / Destillation aus den getrockneten Wurzeln

Wichtigste Inhaltsstoffe: Camphen, Limonen, Pinen, Myrcen, Zingiberen, Farnesen, Elemen, Caryophyllen, Citronellol, Linalool, Nerodiol, Zingiberol, Elemol, Geranial, Neral, Citronellal

Duftprofil: Kopf-Herznote; warme, pfeffrige Gewürznote, im Hintergrund dezent holzig mit ganz leichter Frische

Duftharmonie: Gewürznelke, Zitrusöle, Sandelholz, Zimt, Cardamom, Vetiver, Weihrauch, Rosenholz, Zedernholz, Rose, Neroli

Eigenschaften: anregend, antiseptisch, wärmend, durchblutungsfördernd, aphrodisisch, krampflösend, oxidationshemmend, stärkend

Verwendung: bei matter, fahler Haut, bei kalten Füßen, in Sportmassageölen zur Lockerung und Erwärmung der Muskulatur, in der Duftlampe in der kalten Jahreszeit, bei geistiger Erschöpfung

Ingweröl kann bei empfindlichen Personen Hautreizungen und allergische Reaktionen verursachen.

Iris

IRIS GERMANICA VAR. FLORENTINA

Irisgewächs / Iridaceae

Anbaugebiete: Italien, Frankreich / Extraktion / Destillation aus den Wurzeln

Wichtigste Inhaltsstoffe: Limonen, Terpineol, Linalool, Methyljonon, Methylmyristat

Duftprofil: Herz-Basisnote; intensiv blütig mit deutlichen Veilchenaroma und einer dezenten Süße im Hintergrund

Duftharmonie: Sandelholz, Lavendel, Veilchen, Zeder, Zypresse, Cistrose, Bergamotte, alle Blütenöle

Eigenschaften: psychisch stabilisierend

Verwendung: bei reifer Haut, trockener Haut, für erotische Massageöle

Irisöl ist eines der teuersten Aromen. Im Handel werden ein Concrete und ein Destillat angeboten. Tipp: Das leere Fläschchen nicht wegwerfen. Mit Jojobaöl auffüllen und 1-2 Wochen stehen lassen. Das Öl kann als Duftstoff in Cremes verwendet werden.

Jasmin

JASMINUM GRANDIFLORUM

Ölbaumgewächs / Oleaceae

Anbaugebiete: Marokko, Ägypten, Frankreich / Extraktion aus den Blüten

Wichtigste Inhaltsstoffe: Linalool, Geraniol, Nerol, Benzylalkohol, Farnesen, Farnesol, Phytol, Vanillin, Jasmon, Benzylacetat, Benzylbenzoat, Phytylacetat, Methylpalmitat, Eugenol, Indol Bergamotten

Duftprofil: Herznote; kräftiger, schwerer Blütenduft mit intensiver, sinnlicher Süße und viel Wärme

Duftharmonie: Magnolienblüte, Gewürzöle, Magnolienblätter, Neroli, Geranie, Rosenholz, Sandelholz, Zitrusöle

Eigenschaften: antiseptisch, aphrodisisch, beruhigend, entzündungshemmend, krampflösend, stärkend

Verwendung: bei trockener Haut, fetter Haut, gereizter, empfindlicher Haut, in erotischen und entspannenden Bade- und Massageölen, in der Duftlampe bei Niedergeschlagenheit, nervöser Erschöpfung

Jasminöl sparsam dosieren. Der Duft ist sehr intensiv und kann bei empfindlichen Personen Kopfschmerzen verursachen.

Kamille blau / Echte Kamille /Deutsche Kamille

CHAMOMILLA RECUTITA

Korbblütler / Asteraceae

Anbaugebiete: Italien, Osteuropa, Ägypten / Destillation der Blüten

Wichtigste Inhaltsstoffe: Limonen, Farnesen, Chamazulen (blauer Farbstoff), alpha-Bisabolol, Artemisiaketon, Bisabololoxid

Duftprofil: Herznote; intensiv süß mit krautiger Note und dezent blumiger Nuance

Duftharmonie: Schafgarbe, Lavendel, Rose, Geranie, Benzoe, Neroli, Bergamotte, Majoran, Zitrone, YlangYlang, Jasmin, Muskatellersalbei, Cistrose

Eigenschaften: entzündungshemmend, nervenberuhigend, krampflösend

Verwendung: bei entzündeter, sensibler Haut, unreiner Haut, gereizter Kopfhaut, Insektenstichen, in entspannenden Bade- und Massageölen, Kompressen bei Kopfschmerzen

Kamillenöl kann bei empfindlichen Personen allergische Hautreaktionen auslösen.

Kamille gelb / Kamille wild / Marokkanische Kamille
ORMENSIS MIXTA

Korbblütler / Asteraceae

Anbaugebiet: Marokko / Destillation aus dem Kraut

Wichtigste Inhaltsstoffe: Pinen, Limonen, Myrcen, Camphen, Sabinen, Borneol, Linalool, Geraniol, Terpineol-4, Pinocarveol, Fenchon, Bornylacetat, Geranylacetat, Santolina-Alkohol

Duftprofil: Kopf-Herznote; blumig-süßer, fast schon narkotischer Duft mit dezent fruchtigen Elementen

Duftharmonie: Bergamotte, Lavendel, Cistrose, Geranie, Mimose, Zypresse, Vetiver, Zeder, Weihrauch

Eigenschaften: antiseptisch, tonisierend, entspannend, entzündungshemmend, aphrodisisch

Verwendung: bei trockener Haut, sensibler Haut, reifer Haut, spröder, rissiger Haut, allgemeine Haarpflege, entspannenden Bade- und Massageölen, Kompressen bei Kopfschmerzen

Allgemein gut verträglich.

Kamille römisch
ANTHEMIS NOBILIS / CHAMAMAELUM NOBILE

Korbblütler / Asteraceae

Anbaugebiete: Italien, Frankreich / Destillation der Blüten

Wichtigste Inhaltsstoffe: Pinen, Camphen, Sabinen, Pinocarvol, Farnesol, Nerolidol, Pinocarvon, Butylangelat

Duftprofil: Kopf-Herznote; fruchtig-krautiges Aroma mit wenig Süße aber deutlich warmer Ausstrahlung

Duftharmonie: Bergamotte, Myrte, Rose, Neroli, Muskatellersalbei, Jasmin, Cistrose, Geranie, Lavendel

Eigenschaften: krampflösend, nervenberuhigend, entspannend, entzündungshemmend, schmerzlindernd, tonisierend

Verwendung: bei trockener, sensibler Haut, rauer, spröder Haut, gereizter Haut, allgemeiner Haarpflege, besonders für blondes Haar, Insektenstiche, zur Pflege von sonnenverwöhnter Haut, in Mischungen für die Duftlampe, für entspannende Bade- und Massageöle bei Nervosität, Schlaflosigkeit und stressbedingten Beschwerden

Allgemein gut verträglich.

Kampfer / Ravintsara

CINNAMOMUM CAMPHORA

Lorbeergewächs / Lauraceae

Anbaugebiete: China, Indien / Destillation aus Holz und Blätter

Wichtigste Inhaltsstoffe: Sabinen, Pinen, Terpinen, Myrcen, Thujen, Camphen, Humulen, Caryophyllen, Terpineol-4, Linalool, Nerol, Borneon (Kampfer), 1,8-Cineol

Duftprofil: Kopfnote; sehr frischer und klarer Duft mit deutlicher Eukalyptusnote, vermittelt ein Gefühl von Weite und Freiheit

Duftharmonie: Koniferen, Rosmarin, Salbei, Myrte, Ho-Blätter, Linaloe, Thymian

Eigenschaften: anregend, antiseptisch, tonisierend, durchblutungsfördernd, entzündungshemmend, kühlend, schmerzlindernd

Verwendung: bei unreiner, fetter Haut, im Deodorant, Erfrischungstonic für heiße Tage, in Saunamischungen, Sportmassageöle, in der Duftlampe für konzentriertes Arbeiten und in der kalten Jahreszeit

Kampferöl ist nicht für Babys, Kleinkinder und Schwangere geeignet.

Karottensamen

DAUCUS CAROTA

Doldenblütler / Apiaceae

Anbaugebiete: Marokko, Frankreich / Destillation aus den Samen

Wichtigste Inhaltsstoffe: Pinen, Sabinen, Myrcen, Limonen, Camphen, Bisabolen, Caryophyllen, Linalool, Geraniol, Carotol, Geranylacetat, Daucol

Duftprofil: Basisnote; fruchtig-krautige Note mit süßlich-herben Akzenten und einen feinen, erdigen Unterton

Duftharmonie: Lavendel, Geranie, Rose, Fenchel, Zeder, Gewürz- und Zitrusöle

Eigenschaften: tonisierend, hautpflegend, regenerierend, aphrodisierend, anregend, antiseptisch

Verwendung: bei reifer Haut, trockener Haut, fahler Haut, Couperose, sonnengeschädigter Haut, Schuppenflechte, trockenem Haar, in erotischen Badeund Massageölen

Allgemein gut verträglich. Karottensamenöl sollte nur gering dosiert werden, da der Duft sehr intensiv ist.

Kiefer / Waldkiefer / Föhre

PINUS SYLVESTRIS

Kieferngewächs / Pinaceae / Pinus

Anbaugebiete: Frankreich, Skandinavien / Destillation der Zweige und Nadeln

Wichtigste Inhaltsstoffe: Pinen, Limonen, Phellandren, Terpinolen, Caryophyllen, Copaen, Farnesen, Humulen, Cubeben, Borneol, Terpineol-4, Bornylacetat

Duftprofil: Kopf-Herznote; deutlich harzig-frischer Duft mit trockenen, holzigen Unterton, der an frische Waldluft erinnert

Duftharmonie: Eukalyptus, Myrte, Niaouli, Zitrus- und Koniferenöle, Zeder, Rosmarin, Teebaum, Salbei, Lavendel, Wacholder, Majoran

Eigenschaften: nervenstärkend, antiseptisch, entzündungshemmend, durchblutungsfördernd, desodorierend, konzentrationsfördernd

Verwendung: bei fettem Haar, Schuppen, im Deodorant, in Saunamischungen, in der Duftlampe für konzentriertes Arbeiten und in Erkältungszeiten

Allgemein gut verträglich.

Koriandersamen

CORIANDRUM SATIVUM

Doldenblütler / Apiaceae

Anbaugebiete: Frankreich, Russland / Destillation der Samen

Wichtigste Inhaltsstoffe: Terpinen, Pinen, Limonen, Camphen, Myrcen, Linalool, Geraniol, Terpineol-4, Borneon, Geranylacetat, Linalylacetat, Bergapten

Duftprofil: Kopf-Herznote; intensiver, etwas exotischer Gewürzduft, sehr aromatisch und angenehm warm

Duftharmonie: Muskatellersalbei, Anis, Fenchel, Kreuzkümmel, Rose, Jasmin, Zitrusöle, Weihrauch, Neroli, Petitgrain, Citronelle, Sandelholz, Zypresse, Kiefer, Ingwer, Zimt und andere Gewürzöle

Eigenschaften: krampflösend, tonisierend, stimulierend, konzentrationsfördernd, vitalisierend, aphrodisierend

Verwendung: bei fahler, schlecht durchbluteter Hautfetter, unreiner Haut, in Mischungen für die Duftlampe für konzentriertes Arbeiten und in Stress-Situationen, gering dosiert für erotische Massageöle

In geringer Dosierung gut verträglich.

Krauseminze / Spearmint

MENTHA SPICATA

Lippenblütler / Lamiaceae

Anbaugebiete: USA, Spanien, Ägypten, China / Destillation aus dem Kraut

Wichtigste Inhaltsstoffe: Limonen, Myrcen, Pinen, Phellandren, Bourbonen, Caryophyllen, Elemen, Farnesen, trans-Thujanol-4, Linalool, Menthol,
Borneol, Farnesol, Cadiol, Carvon, Menthon, Carvylacetat, 1,8-Cineol

Duftprofil: Kopfnote; frischer, krautig-grüner Minzeduft und einem ganz
sanften, würzigen Aroma

Duftharmonie: Rosmarin, Zitrone, Grapefruit, Basilikum, Eukalyptus und
anderen Minzen

Eigenschaften: adstringierend, anregend, antiseptisch, nervenstärkend,
erfrischend, belebend, konzentrationsfördernd

Verwendung: bei unreiner Haut, fetter, gestauter Haut, fettem Haar, in Saunamischungen, Sportmassageölen, in der Duftlampe für konzentriertes Arbeiten, bei Kopfschmerzen, Erschöpfung und Stress

Krauseminzeöl ist nicht für Babys, Kleinkinder und Schwangere geeignet.

Latschenkiefer

PINUS MUGO

Kieferngewächs / Pinaceae

Anbaugebiete: Österreich, Italien, Dänemark / Destillation der Zweige und
Nadeln

Wichtigste Inhaltsstoffe: Pinen, Limonen, Caren, Sabinen, Camphen,
Phellandren, Terpinolen, Terpinen, Caryophyllen, Bornylacetat

Duftprofil: Kopf-Herznote; frischer, ausgeprägt harziger Geruch, deutlich
holzig mit balsamischen Akzenten

Duftharmonie: Cajeput, Lavendel, Myrte, Niaouli, Rosmarin, Zeder, Rosenholz, Zitrusöle, Koniferen

Eigenschaften: antiseptisch, tonisierend, lufterfrischend, anregend,
konzentrationsfördernd

Verwendung: gering dosiert in Dusch- und Fußbäder, traditionell für Franzbranntwein und Saunamischungen, in der Duftlampe für konzentrierte
Kopfarbeit, bei mentaler Erschöpfung und zur Lufterfrischung

Bei empfindlichen Personen können Hautreizungen auftreten.

Lavandin / Lavendel super / Lavendel Grosso

LAVENDULA HYBRIDA

Lippenblütler / Lamiaceae

Anbaugebiete: Frankreich, Italien, Spanien / Destillation der blühenden Rispen

Wichtigste Inhaltsstoffe: Limonen, Pinen, Camphen, Linalool, Borneol, Terpineol-4, Borneon (Kampfer), Linalylacetat, Lavendelylacetat, 1,8-Cineol, Linalooloxid

Duftprofil: Herznote; intensiv krautig-frisches Aroma mit dezent blumigen Unterton, im Hintergrund angenehm kampfrig

Duftharmonie: Rosmarin, Speiklavendel, Wiesenkönigin, Zitrone, Lorbeer, Zimt, Citronelle, Zypresse, Kiefer, Muskatellersalbei, Geranie, Thymian, Patschouli, Bergamotte, Limette

Eigenschaften: anregend, erfrischend, antiseptisch, desodorierend, durchblutungsfördernd, nervenstärkend

Verwendung: bei fetter, unreiner Haut, fetten Haaren, Schuppen, Insektenstichen, im Deodorant, in der Duftlampe bei Kopfschmerzen, zur Lufterfrischung, in erfrischenden Bade- und Massageölen, auf Duftkissen im Kleiderschrank gegen Motten

Allgemein gut verträglich. Lavandin ist eine Kreuzung von Speiklavendel und dem echten Lavendel.

Lavendel extra / Wilder (Berg-) Lavendel

LAVENDULA OFFICINALIS / LAVENDULA VERA / LAVENDULA ANGUSTIFOLIA

Lippenblütler / Lamiaceae

Anbaugebiet: Frankreich / Destillation der blühenden Rispen

Wichtigste Inhaltsstoffe: Limonen, Myrcen, Camphen, Pinen, Thujen, Caryophyllen, Humulen, Bergamotten, alpha-Bisabolol, Linalool, Terpineol-4, Borneol, Borneon, Linalylacetat, Lavendulylacetat, Geranylacetat, 1,8-Cineol, Linalooloxid

Duftprofil: Herznote; sehr feiner, krautig-blumiger Duft, der gleichzeitig Frische und angenehme Wärme vereint

Duftharmonie: Der Duft ist sehr anpassungsfähig und fügt sich in jede Mischung gut ein.

Eigenschaften: antiseptisch, antitoxisch, ausgleichend, beruhigend, sehr hautpflegend, tonisierend, entzündungshemmend, desodorierend, nervenstärkend, zellerneuernd

Verwendung: allgemeine Haut- und Haarpflege, gestaute Haut, Schuppen, gereizte Haut und Kopfhaut, Schuppenflechte, Insektenstiche, Sonnenbrand, in der Duftlampe bei Anspannung, Überreiztheit, Nervosität, zum Relaxen, in entspannenden Bade- und Massageölen

Allgemein gut verträglich. Im Handel sind verschiedene Qualitäten erhältlich - Lavendel fein, Lavendel extra, Lavendel Mont Blanc. Sie unterscheiden sich im Duft, in der Zusammensetzung und der Anbauhöhe.

Lavendelsalbei / Spanischer Salbei

SALVIA LAVANDULIFOLIA

Lippenblütler / Lamiaceae

Anbaugebiete: Frankreich, Spanien / Destillation aus dem Kraut

Wichtigste Inhaltsstoffe: Thujen, Camphen, Sabinen, Myrcen, Limonen, Cubeben, Copaen, Caryophyllen, Humulen, Aromadendren, Curcumen, Linalool, Borneol, Nerol, Geraniol, Borneon (Kampfer), Bornylacetat, 1,8-Cineol

Duftprofil: Kopfnote; klarer, krautig-würziger Duft mit ganz feiner Blütennote und sehr frischen Gesamteindruck

Duftharmonie: Lavendel, Lavandin, Cistrose, Rosmarin, Litsea, Muskatellersalbei, Kiefer, Citronelle, Eukalyptus, Wacholder, Zeder

Eigenschaften: adstringierend, antiseptisch, desodorierend, entzündungshemmend, tonisierend, nervenstärkend, regulativ auf die Talgdrüsen

Verwendung: bei unreiner Haut, fetter Haut, fetten Haaren, Schuppen, im Deodorant, in der Zahnpflege, in der Duftlampe bei Stress, Erschöpfung und Kopfschmerzen

Dieser Salbei-Typ ist thujonfrei und allgemein gut verträglich. Das Öl sollte trotzdem nur in geringer Dosierung verwendet werden.

Lemongras / Ostindisches Lemongras

CYMBOPOGON FLEXUOSUS

Süßgräser / Poaceae

Anbaugebiet: Indien / Destillation aus dem Gras

Wichtigste Inhaltsstoffe: Myrcen, Limonen, Camphen, Caryophyllen, Borneol, Geraniol, Linalool, Farnesol, Geranial, Neral, Citronellal, Farnesal, Geranylacetat, Caryophyllenoxid

Duftprofil: Kopfnote; warmes und zitroniges Aroma mit leicht herben, grasigen Unterton

Duftharmonie: Koniferen, Zitrusöle, Gingergrass, Citronella, Geranie

Eigenschaften: stark beruhigend (in hoher Dosis anregend), antidepressiv, entzündungshemmend, gefäßerweiternd, antibakteriell, fungizid, desodorierend, insektenvertreibend

Verwendung: bei unreiner, großporiger Haut, fetter Haut, schlaffer Haut, Cellulite, im Deodorant, in der Duftlampe für konzentrierte Kopfarbeit, zur Luftreinigung und Insektenabwehr.

Wegen des hohen Aldehydgehalts sollte Lemongrasöl nur in niedriger Dosierung verwendet werden. Bei empfindlichen Personen können Hautreizungen auftreten.

Limette

CITRUS AURANTIFOLIA / CITRUS MEDICA

Rautengewächs / Rutaceae

Anbaugebiete: Mexiko, Florida, Italien / Kaltpressung aus den Fruchtschalen

Wichtigste Inhaltsstoffe: Limonen, Terpineol, Linalool, Nerylacetat, Geranylacetat, Bornylacetat, Geranial, Neral, Citronellal, Kumarine

Duftprofil: Kopfnote; herbe Zitronenfrische mit grünem Anstrich und sehr dezenten fruchtigen Nuancen

Duftharmonie: Neroli, Citronelle, Lavendel, Lavandin, Rosmarin, Muskatellersalbei und andere Zitrusöle

Eigenschaften: antiseptisch, hautstraffend, desodorierend, entzündungshemmend, erfrischend, konzentrationsfördernd, belebend

Verwendung: bei unreiner, fetter Haut, müder, grauer Haut, brüchigen Nägel, Cellulite, in Rasierwasser, Deodorant, bei Insektenstichen, in der Duftlampe für konzentriertes Arbeiten, bei Stress und Nervosität, in Saunamischungen und Sportmassageöle

Das gepresste Limettenöl erhöht die Sonnenempfindlichkeit der Haut. Nicht vor Sonnenbäder und Solariumbesuch anwenden.

Linaloeholz

BURSEA DELPECHIANA

Balsambaumgewächs / Burseaceae

Anbaugebiete: Brasilien, Mexiko, Indien (Mysore) / Destillation aus dem Holz

Wichtigste Inhaltsstoffe: Limonen, Linalool, Linalooloxid

Duftprofil: Herz-Basisnote; deutliche Holznote mit blumig-rosigem Unterton und feinen frischen Aspekten

Duftharmonie: Lavendel, Geranie, Zimtblätter, Rose, Sandelholz, Zeder, Rosenholz, Magnolienblüte, Frangipani, Weihrauch, blumige und holzige Düfte

Eigenschaften: antiseptisch, ausgleichend, desodorierend, entzündungshemmend, krampflösend, stärkend

Verwendung: allgemeine Haut-und Haarpflege, besonders für sensible und trockene Haut, reife Haut, in Deodorant und Rasierwasser, in Mischungen für entspannende und pflegende Bade- und Massageöle, in der Duftlampe bei Nervosität, Anspannung und stressbedingten Beschwerden

Linaloeholzöl hat ähnliche Eigenschaften wie Ho-Blätter- und Rosenholzöl. Es ist sehr gut verträglich.

Litsea cubeba / May Chang
LITSEA CUBEBA

Lorbeergewächs / Lauraceae

Anbaugebiet: China / Destillation aus der Frucht

Wichtigste Inhaltsstoffe: Limonen, Pinen, Camphen, Humulen, Linalool, Terpineol, Geraniol, Geranial, Neral, Citronellal, Pulegon, Borneon, Piperiton, Linalylacetat

Duftprofil: Kopfnote; deutlicher Zitrusduft mit warmen, dezent fruchtigen Aroma und wenig Süße

Duftharmonie: Koniferen, Zitrone, Limette, Grapefruit, Lavendel, Rose, Geranium und andere Blütenöle

Eigenschaften: beruhigend, ausgleichend, entzündungshemmend, desodorierend, insektizid

Verwendung: bei Cellulite, fetter, unreiner Haut, im Deodorant, in der Duftlampe für konzentriertes Arbeiten, Stress und Nervosität, in Mischungen zur Insektenabwehr, für erfrischende Bade- und Massageöle

Wegen des hohen Aldehydgehalts nur in geringer Dosierung verwenden. Bei empfindlichen Personen können Hautreizungen auftreten.

Lorbeer
LAURUS NOBILIS

Lorbeergewächs / Lauraceae

Anbaugebiete: Frankreich, Spanien, Italien / Destillation der Blätter

Wichtigste Inhaltsstoffe: Sabinen, Pinen, Myrcen, Thujen, Camphen, Phellandren, Caryophyllen, Humulen, Elemen, Linalool, Terpineol-4, Nerol, Geraniol, Borneol, Elemol, Eugenol, Linalylacetat, Bornylacetat, 1,8-Cineol

Duftprofil: Kopf-Herznote; deutlich würziger Duft, der sehr männlich wirkt mit einer angenehm warmen Ausstrahlung

Duftharmonie: Limette, Zeder, Zitrone, Litsea, Grapefruit, Kiefer, Zypresse, Wacholder, Muskatellersalbei, Rosmarin, Weihrauch, Cistrose, Lavendel, Zitrus- und Gewürzöle

Eigenschaften: antiseptisch, schmerzlindernd, krampflösend, entstauend auf das Lymphsystem, ausgleichend

Verwendung: bei fetter, unreiner Haut, in Sport-Massageöle zur Muskelauf-lockerung, für Fußbäder bei müden, überanstrengten Füßen

Lorbeeröl kann bei empfindlichen Personen Hautreizungen verursachen. Generell nur in geringer Dosierung anwenden.

Majoran

ORIGANUM MAJORANA

Lippenblütler / Lamiaceae

Anbaugebiete: Ägypten, Mittelmeerländer / Destillation aus dem Kraut

Wichtigste Inhaltsstoffe: Terpinen, Sabinen, Limonen, Terpinolen, Myrcen, Thujen, Caryophyllen, Humulen, Terpineol-4, Linalool, Piperitol, Citral, Geranylacetat, Caryophyllenoxid

Duftprofil: Kopf-Herznote; intensiv kampfrig-krautiger Duft mit deutlich würziger Note und dezent holzigem Unterton

Duftharmonie: Lavendel, Kamille römisch, Zeder, Bergamotte, Muskateller-salbei, Rosmarin, Zypresse, Teebaum, Eukalyptus

Eigenschaften: antiseptisch, nervenstärkend, krampflösend, tonisierend, schmerzlindernd

Verwendung: bei wunder und entzündeter Haut, für Sport-Massageöle, in der Duftlampe bei Schlafschwierigkeiten, Spannungskopfschmerz und stressbedingten Beschwerden

Majoranöl ist für Schwangere nicht geeignet.

Mandarine rot

CITRUS RETICULATA

Rautengewächs / Rutaceae

Anbaugebiete: Italien, Spanien / Kaltpressung der Fruchtschalen

Wichtigste Inhaltsstoffe: Limonen, Terpinen, Pinen, Myrcen, Terpinolen, Humulen, Caryophyllen, Linalool, Citronellol, Geraniol, Terpineol-4, Citronellal, Geranylacetat, Citronellylacetat, Kumarine, Furokumarine

Duftprofil: Kopfnote; intensive, sehr süße Fruchtnote mit warmen und harmonischen Charakter

Duftharmonie: Benzoe, Honig, Kakao, Patschouli, Sandelholz, Tolu, Tonka, Vanille, Zimt, Zitrusöle, Neroli

Eigenschaften: beruhigend, entspannend, krampflösend, antiseptisch, stärkend

Verwendung: bei fetter Haut, gestauter Haut, unreiner Haut, für entspannende Massageöle bei Unruhe, nervöse Anspannung, Schlafstörungen, Reizbarkeit

Mandarinenöl ist phototoxisch. Bei empfindlichen Personen kann es zu Haut-reizungen kommen, vor allem im warmen Badewasser. Im Handel gibt es auch ein „Mandarine grün" mit einem süßlich-frischen, deutlich grünen Duft.

Manuka

LEPTOSPERMUM SCOPARIUM

Myrtengewächs / Myrtaceae

Anbaugebiete: Neuseeland, Australien / Destillation der Blätter

Wichtigste Inhaltsstoffe: Pinen, Terpinen, Limonen, Cadinen, Copaen, Cubeben, Caryophyllen, Elemen, Gurjunen, Linalool, Terpineol, 1,8-Cineol

Duftprofil: Herznote; angenehm erdig-warmer Duft, deutlich würzig-krautige Note mit ganz feinen blumigen Aspekten

Duftharmonie: YlangYlang, Rose, Geranium, Zitrone, Mandarine, Grapefruit, Bergamotte, Limette

Eigenschaften: antibakteriell, hautregenerierend, beruhigend auf die Hautnerven, psychisch ausgleichend, entzündungshemmend, juckreizlindernd

Verwendung: allgemeine Hautpflege, besonders bei unreiner Haut, entzündeter Haut, Schuppenflechte, in der Duftlampe in Erkältungszeiten, für Badeölmischungen und Fußbäder

Allgemein gut verträglich.

Melisse / Zitronenmelisse

MELISSA OFFICINALIS

Lippenblütler / Lamiaceae

Anbaugebiete: Frankreich, Irland, Italien / Destillation aus dem Kraut

Wichtigste Inhaltsstoffe: Caryophyllen, Humulen, Linalool, Geraniol, Nerol, Eugenol, Geranial, Neral, Citronellal, Geranylacetat, Caryophyllenoxid

Duftprofil: Kopf-Herznote; deutliche Zitronennote mit dezent süßlich-herben Nuancen, frisch und leicht im Gesamteindruck

Duftharmonie: Lavendel, Rose, Neroli, Kamille römisch, Geranium und Zitrusöle

Eigenschaften: entzündungshemmend, beruhigend, tonisierend, spannungsmindernd, schmerzlindernd, insektenabwehrend, krampflösend, nervenstärkend

Verwendung: bei sensibler, gestresster Haut, entzündeter Haut, trockener Haut, bei Insektenstichen, für Entspannungsbäder und Massageöle und in der Duftlampe bei Schlaflosigkeit, Nervosität, zur Insektenabwehr

Melissenöl kann bei empfindlichen Personen Hautreizungen auslösen. Melissenöl wird oft gestreckt und verfälscht als „Melisse indicum" angeboten. Auf genaue botanische Bezeichnung achten.

Muskatellersalbei

SALVIA SCLAREA

Lippenblütler / Lamiaceae

Anbaugebiete: Frankreich, Italien, Marokko / Destillation aus dem blühenden Kraut

Wichtigste Inhaltsstoffe: Pinen, Myrcen, Limonen, Germacren, Caryophyllen, Linalool, Terpineol, Nerol, Geraniol, Sclareol, Linalylacetat, Geranylacetat, Bornylacetat, Sclareoltransoxid, 1,8-Cineol

Duftprofil: Herznote; deutliche krautige Note, dezent süßlich mit leichten herben Nuancen

Duftharmonie: Wacholder, Lavendel, Koriander, Kardamom, Geranium, Sandelholz, Zeder, Kiefer, Cistrose, Jasmin, Weihrauch, Bergamotte und andere Zitrusöle

Eigenschaften: adstringierend, antiseptisch, aphrodisisch, krampflösend, entstauend, entgiftend, regenerierend, desodorierend, tonisierend, nervenstärkend, regulativ auf die Talgdrüsen

Verwendung: bei unreiner, fetter Haut, reifer Haut, fetten Haaren, bei Schuppen, im Deodorant, für Bade- und Massageöle bei Erschöpfung, Nervosität, in der Duftlampe bei stressbedingten Beschwerden

Allgemein gut verträglich. Muskatellersalbei ist jedoch für Schwangere nicht geeignet.

Myrrhe

COMMIPHORA MYRRHA / COMMIPHORA MOLMOL

Balsambaumgewächs / Burseraceae

Anbaugebiet: Somalia / Destillation aus dem Harz

Wichtigste Inhaltsstoffe: Pinen, Limonen, Elemen, Copaen, Cadinen, Eugenol, Zimtaldehyd

Duftprofil: Basisnote; warmer, süß-balsamischer Duft mit leicht würzig-medizinischen Akzenten

Duftharmonie: Weihrauch, Sandelholz, Benzoe, Eichenmoos, Zypresse, Wacholder, Mandarine, Geranium, Patschouli, Thymian, Lavendel, Minze, Kiefer und Gewürzöle

Eigenschaften: adstringierend, antiseptisch, beruhigend, entzündungshemmend, hautregenerierend, psychisch stabilisierend

Verwendung: bei reifer, rissiger Haut, in Mischungen für die Duftlampe zur Entspannung

Allgemein gut verträglich, jedoch nicht während der Schwangerschaft anwenden.

Myrte türkisch / Myrte ct Cineol / Grüne Myrte

MYRTUS COMMUNIS

Myrtengewächs / Myrtaceae

Anbaugebiet: Türkei / Destillation der frischen Zweige

Wichtigste Inhaltsstoffe: Pinen, Ocimen, Myrcen, Terpinolen, Thujen, Caryophyllen, Humulen, Linalool, Terpineol-4, Geraniol, Pinocarveol, Myrtenylacetat, Linalylacetat, Geranylacetat, Nerylacetat, 1,8-Cineol

Duftprofil: Kopf-Herznote; ein würzig-frischer Duft mit dezent krautigem Hintergrund und feiner Eukalyptusnote

Duftharmonie: Bergamotte, Lavendel, Rosmarin, Muskatellersalbei, Ysop, Limette, Lorbeer, Ingwer, Gewürznelke, Koniferen, Teebaum, Niaouli, Zitrusöle

Eigenschaften: adstringierend, antiseptisch, regulativ auf die Talgdrüsen, entstauend, krampflösend, hautstraffend

Verwendung: bei fetter, unreiner Haut, großporiger Haut, entzündeter Haut, reifer Haut, in Deodorant und Rasierwasser, bei Cellulite, für die Duftlampe in der kalten Jahreszeit

Der Chemo-Typ Cineol hat meist eine grünliche Farbe, die Blätter werden frisch destilliert. Die Myrte aus angetrockneten Blättern enthält weniger Cineol und hat eine rotbraune Farbe.

Narde

NARDOSTACHYS JATAMANSI

Baldriangewächs / Valerianaceae

Anbaugebiete: Nepal, Indien / Destillation der Wurzeln

Wichtigste Inhaltsstoffe: Pinen, Limonen, Gurjunen, Patschoulen, Aristolen, Seychellen, Patschoulialkohol, Nardol

Duftprofil: Herz-Basisnote; sehr tiefes, erdiges Aroma mit dezent herben Nuancen

Duftharmonie: Weihrauch, Myrrhe, Rhododendron, Sandelholz, Amyris, Karottensamen

Eigenschaften: beruhigend, hautregenerierend, ausgleichend, entzündungshemmend, desodorierend

Verwendung: allgemeine Haut- und Haarpflege, besonders bei reifer Haut, entzündeter Haut, Schuppenflechte, in Deodorant und Rasierwasser, für entspannende und beruhigende Bade- und Massageöle, in der Duftlampe bei Nervosität, Anspannung, Reizbarkeit

Allgemein gut verträglich.

Neroli / Orangenblüte
CITRUS AURANTIUM SSP. AURANTIUM

Rautengewächs / Rutaceae

Anbaugebiete: Italien, Marokko, Frankreich / Destillation der Blüten

Wichtigste Inhaltsstoffe: Limonen, Pinen, Myrcen, Terpinolen, Linalool, Terpineol, Geraniol, Nerolidol, Farnesol, Neral, Jasmon, Linalylacetat, Nerylacetat

Duftprofil: Herznote; voll-blumiges aber nicht aufdringliches Aroma, angenehm süßer, warmer Gesamteindruck

Duftharmonie: Benzoe, Bergamotte, Magnolienblüte, Magnolienblätter, Petitgrain, Rose, Tuberose, Zitrusöle, Kamille, Koriander, Geranium, Muskatellersalbei, Jasmin, Lavendel, YlangYlang

Eigenschaften: antiseptisch, aphrodisisch, hautpflegend, desodorierend, nervenstärkend, krampflösend

Verwendung: allgemeine Hautpflege, besonders bei sensibler Haut, reifer Haut, Couperose, für entspannende Bade- und Massageöle, in der Duftlampe bei Nervosität, Kummer und Stress

Allgemein gut verträglich. Das Öl aus den Orangenblüten ist nicht phototoxisch.

Niaouli / Myrtenheide
MELALEUCA VIRIDIFLORA

Myrtengewächs / Myrtaceae

Anbaugebiete: Madagaskar, Australien / Destillation der Zweige

Wichtigste Inhaltsstoffe: Pinen, Terpinen, Phellandren, Myrcen, Terpinolen, Viridifloren, Cadinen, Copaen, Terpineol, Linalool, Citronellol, Geraniol, Viridiflorol, Nerodiol, Benzaldehyd, 1,8-Cineol

Duftprofil: Kopfnote; frisch und kühl mit deutlicher Eukalyptusnote und dezent kampfrigen Hintergrund

Duftharmonie: Ysop, Cajeput, Douglasfichte, Eukalyptus, Myrte, Tanne, Rosmarin, Zirbelkiefer

Eigenschaften: antiseptisch, anregend, erfrischend, luftreinigend, schmerzlindernd, stärkend, hautregenerierend

Verwendung: bei fetter, unreiner Haut, fahler Haut, Schuppenflechte, Insektenstichen, in Saunamischungen, für Duftlampe und Badeöle in Erkältungszeiten, für Sport-Massageöle

Allgemein gut verträglich.

Orange süß / Apfelsine

CITRUS SINENSIS

Rautengewächs / Rutaceae

Anbaugebiete: Italien, Israel / Kaltpressung aus den Fruchtschalen

Wichtigste Inhaltsstoffe: Limonen, Linalool, Carveol, Terpineol, Geraniol, Citronellal, Carvon, Jonon, Aurapten, Bergaptol, Isoimperatorin

Duftprofil: Kopfnote; intensiv fruchtig-süßer Duft der sonnige Wärme und Lebendigkeit ausstrahlt

Duftharmonie: Der anpassungsfähige Duft passt in fast alle Mischungen, besonders zu Lavendel, Neroli, Zitrone, Muskatellersalbei, Myrrhe, Muskat, Zimt, Gewürznelke

Eigenschaften: ausgleichend, antiseptisch, adstringierend, nervenberuhigend, entzündungshemmend

Verwendung: allgemeine Hautpflege, besonders bei fetter, trüber Haut, reifer Haut, Cellulite, in der Duftlampe bei nervöser Unruhe und Gereiztheit, für entspannende Massageöle

Orangenöl ist phototoxisch. Es darf nicht vor Sonnenbäder und Solariumbesuch verwendet werden. In Bademischungen sollte das Öl vorsichtig dosiert werden, denn es kann bei empfindlichen Personen Hautreizungen verursachen.

Palmarosa / indische Geranie / türkische Geranie

CYMBOPOGON MARTINII

Süßgraser / Poaceae

Anbaugebiete: Nepal, Komoren / Destillation aus dem Gras

Wichtigste Inhaltsstoffe: Geraniol, Linalool, Nerol, Elemol, Geranylacetat, Geranylformiat

Duftprofil: Herznote; frisch-süßlicher Duft mit blumig-rosigen und dezent grasigen Akzenten

Duftharmonie: Geranium, Eichenmoos, Rosenholz, Amyris, Sandelholz, Zeder, Lavendel, Kamille, Melisse, Verbene

Eigenschaften: hautpflegend, antiseptisch, stärkend, desodorierend, tonisierend

Verwendung: allgemeine Haut- und Haarpflege, in Deodorant und Rasierwasser, in der Duftlampe, für Bade- und Massageöle bei Nervosität, stressbedingten Beschwerden und Erschöpfung

Allgemein gut verträglich.

Patschouli

POGOSTEMON CABLIN

Lippenblütler / Lamiaceae

Anbaugebiete: Indien, China, Malaysia / Destillation der getrockneten Blätter

Wichtigste Inhaltsstoffe: Pinen, Limonen, Aromadendren, Bulnesen, Guaien, Seychellen, Patschoulen, Caryophyllen, Cadinen, Patschoulol, Pogostol, Patschoulenon

Duftprofil: Basisnote; tief erdiges Aroma, dezent holzig mit moosiger Nuance

Duftharmonie: YlangYlang, Tuberose, Jasmin, Magnolienblüte, Rose, Tonka, Tolu, Zimt, Zitrusöle, Geranium, Veilchen, Nelke, Neroli

Eigenschaften: antiseptisch, adstringierend, entzündungshemmend, desodorierend, beruhigend, schmerzlindernd, nervenstärkend, insektenvertreibend, aphrodisisch

Verwendung: allgemeine Haut- und Haarpflege, besonders bei trockener, reifer Haut, rauer, rissiger Haut, unreiner Haut, Schuppen, für erotische Bade- und Massageöle, in Mischungen gegen Kleidermotten, in der Duftlampe bei Nervosität und Erschöpfung

Allgemein gut verträglich. Patschouliöl sollte jedoch wegen des intensiven Duftes nur sparsam dosiert werden.

Petitgrain

CITRUS AURANTIUM SSP. AURANTIUM

Rautengewächs / Rutaceae

Anbaugebiete: Frankreich, Ägypten, Italien / Destillation der Blätter und Zweige verschiedener Zitrusbäume

Wichtigste Inhaltsstoffe: Ocimen, Myrcen, Pinen, Limonen, Sabinen, Camphen, Phellandren, Caryophyllen, Elemen, Linalool, Terpineol, Geraniol, Nerol, Terpineol-4, Nerolidol, Geranial, Neral, Linalylacetat, Geranylacetat, Nerylacetat, 1,8-Cineol, Linalooloxid

Petitgrain citrone

CITRUS AURANTIUM VAR. LIMON

Anbaugebiet: Ägypten

Duftprofil: Kopfnote; sehr leichter, frischer Duft mit dezenter Süße und grün-zitroniger Note

Petitgrain clementine

CITRUS AURANTIUM VAR. DELICIOSA

Anbaugebiet: Frankreich

Duftprofil: Kopfnote; lieblich-frischer Duft mit leicht süßlich-fruchtiger Note

Petitgrain mandarine

CITRUS AURANTIUM VAR. RETICULATA

Anbaugebiete: Italien, Frankreich

Duftprofil: Kopfnote; frischer, herb-süßer Duft mit leicht bitteren Akzenten und dezenter Wärme

Duftharmonie: Rosmarin, Lavendel, Geranium, Bergamotte, Neroli, Bitterorange, Jasmin, Cistrose, Palmarosa, Veilchen, Magnolienblüte, Iris, Rose, Mimose, Zitrusöle

Eigenschaften: tonisierend, antiseptisch, erfrischend, desodorierend, kräftigend, krampflösend, nervenstärkend

Verwendung: bei fetter, unreiner Haut, grauer, müder Haut, fetten Haaren, in Deodorant und Rasierwasser, in der Duftlampe bei nervösen Spannungen und Gereiztheit, für erfrischende Fußbäder, Bade- und Massageöle, für Sport-Massageöle

Allgemein gut verträglich. Alle Petitgrainöle sind nicht phototoxisch.

Pfefferminze

MENTHA PIPERITA

Lippenblütler / Lamiaceae

Anbaugebiet: Italien / Destillation der Blätter

Wichtigste Inhaltsstoffe: Limonen, Pinen, Sabinen, Terpinen, Caryophyllen, Menthol, Neomenthol, Terpineol-4, Linalool, Menthon, Pulegon, Isomenthon, 1,8-Cineol, Menthofuran

Duftprofil: Kopfnote; sehr intensiver Minzeduft mit kühler, klarer Frische

Duftharmonie: Grapefruit, Benzoe, Cajeput, Lavendel, Rosmarin, Majoran, Zitrone, Eukalyptus

Eigenschaften: adstringierend, antiseptisch, entzündungshemmend, schmerzlindernd, krampflösend, stimulierend, erfrischend, anregend, konzentrationsfördernd, nervenstärkend

Verwendung: bei fetter, unreiner Haut, fetten Haaren, Schuppen, in der Duftlampe bei Kopfschmerzen und für konzentriertes Arbeiten, in Saunamischungen und erfrischende Sport-Massageölen

Pfefferminzeöl ist für Kleinkinder nicht geeignet. Es kann bei empfindlichen Personen Haut- und Schleimhautreizungen verursachen. Vorsichtig dosieren und nicht in Bademischungen verwenden.

Rose

ROSA DAMASCENA

Rosengewächs / Rosaceae

Anbaugebiete: Bulgarien, Türkei, Marokko / Destillation der Blüten

Wichtigste Inhaltsstoffe: Pinen, Myrcen, Caryophyllen, Humulen, Citronellol, Geraniol, Linalool, Terpineol, Terpineol-4, Farnesol, Eugenol, Methyleugenol, Geranial, Benzaldehyd, Geranylacetat, Phenylethylacetat, Citronellylacetat, Rosenoxid, Nonadecan, Phenylethylalkohol

Duftprofil: Herznote; intensives, süßes Blütenbouquet, deutliches Rosenaroma und einer weichen, honigartigen Nuance

Duftharmonie: Der anpassungsfähige Rosenduft fügt sich gut in Mischungen ein, besonders zu Sandelholz, Melisse, Lavendel, Neroli, Jasmin, Iris, Frangipani, Bergamotte, Zeder, Orange, Limette, Mandarine, Gewürznoten

Eigenschaften: adstringierend, antiseptisch, entzündungshemmend, nervenstärkend, allgemein tonisierend, aphrodisisch, psychisch stabilisierend, hautregenerierend, desodorierend

Verwendung: bei reifer, trockener, sensibler Haut, entzündeter Haut, Couperose, in der Babypflege, für entspannende Bade- und Massageöle, in der Duftlampe bei Nervosität und stressbedingten Beschwerden

Allgemein gut verträglich. Die Rosenöle der verschiedenen Anbaugebiete zeigen unterschiedliche Duftnuancen.

Rosenholz

ANIBA ROSAEODORA

Lorbeergewächs / Lauraceae

Anbaugebiete: Brasilien, Peru / Destillation der Holzspäne

Wichtigste Inhaltsstoffe: Pinen, Limonen, Linalool, Geraniol, Terpineol, Citronellal

Duftprofil: Herz-Basisnote; blumig-süßer Duft mit holzigen Aspekten und einer rosenartiger Hintergrundnote

Duftharmonie: Der sehr anpassungsfähige Duft fügt sich in jede Mischung gut ein.

Eigenschaften: anregend, antiseptisch, tonisierend, allgemein stimulierend, hautregenerierend, aphrodisisch, desodorierend

Verwendung: allgemeine Haut- und Haarpflege, besonders bei trockener, reifer Haut, Mischhaut, unreiner Haut, im Deodorant, in der Duftlampe bei nervösen Spannungen und stressbedingten Beschwerden, für harmonisierende, anregende Bade- und Massageöle

Rosenholzöl ist sehr gut hautverträglich. Es ist dem Linaloeholz ähnlich.

Rosmarin Typ Campher / Spanischer Rosmarin

ROSMARINUS OFFICINALIS CT BORNEON

Lippenblütler / Lamiaceae

Anbaugebiete: Frankreich, Portugal / Destillation aus dem Kraut

Wichtigste Inhaltsstoffe: Pinen, Camphen, Limonen, Terpinolen, Phellandren, Thujen, Caryophyllen, Borneol, Linalool, Terpineol-4, Eugenol, Borneon (Kampfer bis zu 27 %), Bornylacetat, 1,8-Cineol

Duftprofil: Kopfnote; deutlich krautig-würziges Aroma mit frischer, klarer Kampfernote

Duftharmonie: Lavendel, Lavandin, Citronelle, Oregano, Thymian, Kiefer, Basilikum, Minzen, Cistrose, Zeder, Petitgrain, Elemi, Wacholder, Wiesenkönigin, Ysop, Pfeffer, Koniferen, Zimt, Weihrauch, Zitrus- und Gewürzöle

Eigenschaften: adstringierend, anregend, antiseptisch, durchblutungsfördernd, tonisierend

Verwendung: bei schlecht durchbluteter Haut, müden, brennenden Füßen, im Duschgel, in Saunamischungen, für belebende Sport-Massageöle, in der Duftlampe für konzentriertes Arbeiten, erfrischende Raumsprays

Rosmarinöl regt sehr stark den Kreislauf an. Es sollte nicht vor dem Schlafengehen angewendet werden. Schwangere sollten auf Rosmarin-Anwendungen verzichten.

Rosmarin Typ Cineol / marokkanischer Rosmarin

ROSMARINUS OFFICINALIS CT CINEOL

Lippenblütler / Lamiaceae

Anbaugebiet: Marokko / Destillation aus dem Kraut

Wichtigste Inhaltsstoffe: Pinen, Camphen, Limonen, Myrcen, Terpinen, Thujen, Terpinolen, Phellandren, Sabinen, Caryophyllen, Humulen, Cubeben, Borneol, Terpineol-4, Linalool, Myrtenol, Borneon, Verbenon, Bornylacetat, 1,8-Cineol (bis zu 45 %)

Duftprofil: Kopfnote; intensiv krautig, sehr frisch und würzig mit feiner Eukalyptusnote

Duftharmonie: Lavendel, Lavandin, Citronelle, Oregano, Thymian, Kiefer, Basilikum, Minzen, Cistrose, Zeder, Petitgrain, Elemi, Wacholder, Wiesenkönigin, Ysop, Pfeffer, Koniferen, Zimt, Weihrauch, Zitrus- und Gewürzöle

Eigenschaften: durchblutungsfördernd, nervenstärkend, schmerzlindernd, konzentrationsfördernd, adstringierend, anregend, antiseptisch, tonisierend

Verwendung: bei fetter Haut, fetten Haaren, bei Schuppen, in der Duftlampe für konzentriertes Arbeiten, für belebende Sport-Massageöle und in Saunamischungen

Rosmarinöl regt sehr stark den Kreislauf an. Es sollte nicht vor dem Schlafengehen angewendet werden. Schwangere sollten auf Rosmarin-Anwendungen verzichten.

Rosmarin Typ Verbenon / korsischer Rosmarin

ROSMARINUS OFFICINALIS CT VERBENON

Lippenblütler / Lamiaceae

Anbaugebiet: Korsika / Destillation aus dem Kraut

Wichtigste Inhaltsstoffe: Pinen, Camphen, Limonen, Myrcen, Terpinen, Terpinolen, Phellandren, Thujen, Humulen, Borneol, Terpineol-4, Linalool, Myrtenol, Borneon, Verbenon (bis zu 6%), Bornylacetat (bis zu 11 %), 1,8-Cineol

Duftprofil: Kopfnote; krautig-warmer Duft, dezent würzig mit deutlich wahrnehmbarer Eukalyptus-Frische

Duftharmonie: Lavendel, Lavandin, Citronelle, Oregano, Thymian, Kiefer, Basilikum, Minzen, Cistrose, Zeder, Petitgrain, Elemi, Wacholder, Wiesenkönigin, Ysop, Pfeffer, Koniferen, Zimt, Weihrauch, Zitrus- und Gewürzöle

Eigenschaften: durchblutungsfördernd, anregend, tonisierend, antiseptisch, regulativ auf die Talgdrüsen, adstringierend

Verwendung: bei Mischhaut, fetter, unreiner Haut, fetten Haaren, Schuppen, in der Duftlampe in Erkältungszeiten, für Erkältungsbäder, in Saunamischungen

Das Öl regt sehr stark den Kreislauf an. Es sollte nicht vor dem Schlafengehen angewendet werden. Schwangere sollten auf Rosmarin-Anwendungen verzichten.

Salbei

SALVIA OFFICINALIS

Lippenblütler / Lamiaceae

Anbaugebiete: Italien, Frankreich, Türkei / Destillation aus dem Kraut

Wichtigste Inhaltsstoffe: Pinen, Camphen, Salven, Limonen, Sabinen, Thujen, Humulen, Caryophyllen, Borneol, Linalool, Terpineol-4, Myrtenol, Thujanol-4, Viridiflorol, Thujon (bis 39%), Borneon (Kampfer bis 14%), Bornylacetat, Linalylacetat, 1,8-Cineol

Duftprofil: Kopfnote; kräftiger und würziger Kräuterduft mit dezent herben Nuancen

Duftharmonie: Lavandin, Rosmarin, Rosenholz, Lavendel, Zitrone, Thymian, Minzen

Eigenschaften: adstringierend, antiseptisch, durchblutungsfördernd, entzündungshemmend, desodorierend, insektizid

Anwendung: in geringer Dosierung im Deodorant, in Bade- und Massageöle bei Wechseljahres-Beschwerden, für Fußbäder bei stark schwitzenden Füßen

Salbeiöl ist thujonreich und sollte nicht zur täglichen Pflege verwendet werden.

Sandelholz / Mysoreöl / Ostindisches Sandelholz

SANTALUM ALBUM

Sandelholzgewächs / Santalaceae

Anbaugebiet: Ostindien (Mysore) / Destillation aus dem geraspelten Holz

Wichtigste Inhaltsstoffe: Santalen, Curcumen, Santalol

Duftprofil: Basisnote; fein holzig-weiches Aroma, verbindet süße und harzige Aspekte, insgesamt exotische Ausstrahlung

Duftharmonie: Rose, Veilchen, Gewürznelke, Lavendel, Pfeffer, Bergamotte, Rosenholz, Geranium, Cistrose, Eichenmoos, Benzoe, Vetiver, Patschouli, Mimose, Cassie, Myrrhe, Jasmin, Ingwer, YlangYlang, Zeder, Rhododendron

Eigenschaften: antiseptisch, adstringierend, aphrodisisch, entzündungshemmend, hautpflegend, entspannend, desodorierend

Verwendung: allgemeine Haut- und Haarpflege, besonders bei trockener, rissiger Haut, entzündeter Haut, in Rasierwasser und Herrenpflege, für erotische Massageöle, entspannende Badeöle

Allgemein gut verträglich. Manchmal wird das preiswertere Amyrisöl als »Sandelholz westindisch« angeboten. Es hat mit dem Mysoreöl botanisch nichts gemeinsam. Sie unterscheiden sich deutlich im Duft und von den Inhaltsstoffen.

Speik-Lavendel

LAVENDULA LATIFOLIA / LAVENDULA SPICA

Lippenblütler / Lamiaceae

Anbaugebiete: Frankreich. Spanien / Destillation der blühenden Rispen

Wichtigste Inhaltsstoffe: Pinen, Cymen, Sabinen, Terpinen, Myrcen, Caryophyllen, Bisabolen, Linalool, Borneol, Borneon (Kampfer bis 28 %), Carvon, Linalylacetat, Bornylacetat, Geranylacetat, 1,8-Cineol

Duftprofil: Herznote; der krautig-blumige Duft von Lavendel ist eindeutig erkennbar, ist aber viel frischer mit einer leichten Kampfernote

Duftharmonie: Rosmarin, Zitrone, Wiesenkönigin, Grapefruit, Salbei, Eukalyptus, Rosenholz, Lavandin, Lavendel, Petitgrain, Kiefer, Patschouli, Zeder, Eichenmoos und Gewürzöle

Eigenschaften: belebend, antiseptisch, desodorierend, durchblutungsfördernd, nervenstärkend, schmerzlindernd, tonisierend

Verwendung: bei unreiner, fetter Haut, Mischhaut, fetten Haaren, Schuppen, in Deodorant und Rasierwasser, für Saunamischungen und erfrischende Sport-Massageöle, belebende Badeöle

Allgemein gut verträglich, jedoch nicht für Schwangere und Kleinkinder geeignet

Styrax / Amberbaum

LIQUIDAMBER ORIENTALIS

Hamamelisgewächs / Hamamelidaceae

Anbaugebiete: Honduras, Türkei / Destillation aus dem Balsam

Wichtigste Inhaltsstoffe: Pinen, Ethylalkohol, Benzylalkohol, Phenylpropylalkohol, Zimtalkohol, Vanillin, Ethylcinnamat, Benzylcinnamat, Zimtsäure

Duftprofil: Basisnote; exotisch süß-harziger Duft mit einem frischen, ganz sanften Mandelaroma

Duftharmonie: Weihrauch, Myrrhe, Narde, YlangYlang, Rose, Jasmin, Rhododendron, Lavendel, Nelke, Veilchen, Cassie

Eigenschaften: antiseptisch, entzündungshemmend, nervenstärkend

Verwendung: in der Duftlampe bei nervöser Anspannung, für erotische Massageöle

Bei empfindlichen Personen können Hautreizungen auftreten.

Teebaum

MELALEUCA ALTERNIFOLIA

Myrtengewächs / Myrtaceae

Anbaugebiet: Australien / Destillation der Zweige und Blätter

Wichtigste Inhaltsstoffe: Terpinen, Terpinolen, Pinen, Sabinen, Limonen, Aromadendren, Viridifloren, Cadinen, Terpineol-4, Globulol, Viridiflorol, 1,8-Cineol

Duftprofil: Kopf-Herznote; warmer, leicht krautiger Duft mit dezenter Frische und leicht medizinischem Charakter

Duftharmonie: Lavendel, Lavandin, Rose, Sandelholz, Palmarosa, Thymian, Muskatellersalbei, Rosmarin, Eichenmoos, Kiefer, Geranium, Majoran, Gewürznelke, Muskat

Eigenschaften: antiseptisch, entzündungshemmend, schmerzlindernd, nervenstärkend, allgemein anregend, infektionshemmend

Verwendung: bei fetter, unreiner Haut, entzündeter Haut, fetten Haaren, Schuppen, Schuppenflechte, sonnengeschädigter Haut, Insektenstichen, für Duftlampe und Badeöle in Erkältungszeiten, im Raumspray zur Luftreinigung

Allgemein gut verträglich. Das Öl ist nicht lange haltbar, es bilden sich relativ schnell hautreizende Peroxide. Deshalb nicht länger als 1 Jahr lagern. Es gibt viele »Teebaumöle« von anderen Melaleuca-Arten. Achten Sie auf die eindeutige botanische Bezeichnung.

Thymian Typ Linalool

THYMUS VULGARIS CT LINALOOL

Lippenblütler / Lamiaceae

Anbaugebiet: Frankreich / Destillation aus dem Kraut

Wichtigste Inhaltsstoffe: Terpinen, Cymen, Myrcen, Pinen, Camphen, Terpinolen, Thujen, Sabinen, Caryophyllen, Linalool (bis 74 %), Terpineol-4, Borneol, Thymol, Borneon, (Kampfer unter 0,5 %), Linalylacetat, Geranylacetat, Nerylacetat, 1,8-Cineol

Duftprofil: Kopfnote; frisch-würzige Kräuternote, im Hintergrund ein dezent blumiges Aroma, angenehm mild

Duftharmonie: Bergamotte, Zitrone, Cajeput, Rosmarin, Rhododendron, Melisse, Lavendel, Lavandin, Majoran, Kiefer, Zirbelkiefer, Myrte, Niaouli

Eigenschaften: adstringierend, anregend, belebend, nervenstärkend, aphrodisisch, durchblutungsfördernd, leicht krampflösend

Verwendung: bei fetter Haut, Mischhaut, entzündeter Haut, schlecht durchbluteter Haut, fettem Haar, in der Duftlampe bei nervöser Erschöpfung, für konzentriertes Arbeiten, bei Kopfschmerzen, in geringer Dosierung für Badeöle in der Erkältungszeit

Allgemein gut verträglich.

Thymian Typ Thujanol

THYMUS VULGARIS CT THUJANOL

Lippenblütler / Lamiaceae

Anbaugebiet: Frankreich / Destillation aus dem Kraut

Wichtigste Inhaltsstoffe: Myrcen, Terpinen, Thujanol, Linalool

Duftprofil: Herz-Basisnote; kräftiges Kräuteraroma mit dezent würziger Frische

Duftharmonie: Bergamotte, Zitrone, Cajeput, Rosmarin, Rhododendron, Melisse, Lavendel, Lavandin, Majoran, Kiefer, Zirbelkiefer, Myrte, Niaouli

Eigenschaften: adstringierend, anregend, belebend, durchblutungsfördernd, ausgleichend

Verwendung: bei fetter Haut, unreiner Haut, fettem Haar, in der Duftlampe in Erkältungszeiten

Allgemein gut verträglich. Es können jedoch bei empfindlichen Personen Hautreizungen auftreten.

Vanille
VANILLA PLANIFOLIA

Orchideengewächs / Orchidaceae

Anbaugebiete: Madagaskar, Mexiko / Extraktion aus den Früchten (Vanilleschoten)

Wichtigste Inhaltsstoffe: Vanillin, Geranylacetat, Eugenol, Essigsäure, Isobuttersäure

Duftprofil: Basisnote; insgesamt sehr süß und warm, leicht exotisches Flair, erinnert an Vanillepudding

Duftharmonie: Tonka, Rose, Honig, alle Blütenöle, Clementine, Mandarine, Bitterorange, Kakaoextrakt, Zimt, Orange, Koriander

Eigenschaften: ausgleichend, beruhigend, entspannend, entzündungshemmend

Verwendung: bei trockener Haut, trockenem Haar, für entspannende Bade- und Massageöle, in der Duftlampe für weihnachtliche Stimmung

Bei empfindlichen Personen können Hautreizungen auftreten.

Verbene / Zitronenverbene
LIPPIA CITRIODORA / LIPPIA TRIPHYLLA / ALOYSIA TRIPHYLLA

Verbenengewächs / Verbenaceae

Anbaugebiet: Südfrankreich / Destillation der Blätter

Wichtigste Inhaltsstoffe: Limonen, Curcumen, Farnesen, Caryophyllen, Geraniol, Nerol, Terpineol, Spathulenol, Nerolidol, Geranial (bis 26 %), Neral (bis 12 %), Photocitral, Nerylacetat, Geranylacetat, 1,8-Cineol

Duftprofil: Kopfnote; warmer, zitrusfruchtiger Duft mit feinen herb-frischen Akzenten

Duftharmonie: Minze, Neroli, Lemongras, Palmarosa, Tolu, Weihrauch, Elemi und alle Zitrusöle

Eigenschaften: beruhigend, entzündungshemmend, konzentrationsfördernd

Verwendung: bei trockener Haut, fahler Haut, in Mischungen für die Duftlampe für konzentriertes Arbeiten und für Sportmassageöle

Zitronenverbenenöl ist phototoxisch. Der Citralgehalt ist relativ hoch, deshalb sollte es nur in geringer Dosierung angewendet werden. Bei empfindlichen Personen können Hautreizungen auftreten. Das Öl wird manchmal unter der Bezeichnung »Eisenkraut« angeboten. Eisenkraut trägt den botanischen Namen »Verbena officinalis« und duftet nicht.

Vetiver

VETIVERIA ZIZANOIDES

Süßgräser / Poaceae

Anbaugebiete: El Salvador, Réunion, Java / Destillation der Wurzeln

Wichtigste Inhaltsstoffe: Vetiven, Triclovetiven, Vetiazulen, Biclovetiverol, Triclovetiverol, Vetiverol, Vetivon, Vetivensäure, Palmitinsäure, Benzoesäure

Duftprofil: Basisnote; deutliche, warme Holznote mit erdigen und moosigen Hintergrund, sehr maskuliner herb-rauchiger Charakter

Duftharmonie: Sandelholz, Orange, YlangYlang, Tuberose, Jasmin, Tonka, Kardamom, Veilchen, Eichenmoos, Lavendel, Muskatellersalbei, Mimose, Cassie, Rose, Patschouli,

Eigenschaften: hautpflegend, durchblutungsfördernd, beruhigend, entspannend, nervenstärkend, aphrodisierend

Verwendung: bei trockener, reifer Haut, entzündeter Haut, in Rasierwasser, in der Duftlampe, für Bade- und Massageöle bei nervösen Spannungen und stressbedingten Beschwerden

Allgemein gut verträglich.

Virginiazeder / Rote Zeder

JUNIPERUS VIRGINIANA

Zypressengewächs / Cupressceae

Anbaugebiet: Nordamerika / Destillation der Zweige

Wichtigste Inhaltsstoffe: Cedren, Thujopsen, Cuparen, Cedrol, Widdrol, Eudesmol, Pseudocedrol, Cedrenol

Duftprofil: Herz-Basisnote; holzig-harziger Duft mit süßlichen Aspekten, im Hintergrund dezente Graphitnote

Duftharmonie: Sandelholz, Rose, Wacholder, Zypresse, Vetiver, Patschouli, Benzoe, Lemongras, Citronelle, Zitrone

Eigenschaften: hautregenerierend, insektenabwehrend

Verwendung: bei fetter Haut, fetten Haaren, Schuppen, Schuppenflechte, in Mischungen mit Lemongras und Citronelle für die Duftlampe gegen Insekten

Allgemein gut verträglich. Es können jedoch bei empfindlichen Personen allergische Reaktionen auftreten.

Wacholderbeere

JUNIPERUS COMMUNIS

Zypressengewächs / Cupressaceae

Anbaugebiete: Kroatien, Italien, Frankreich, Deutschland / Destillation der Früchte

Wichtigste Inhaltsstoffe: Pinen, Sabinen, Myrcen, Limonen, Camphen, Terpinen, Terpineol-4, Borneon, Pinocamphon, Junionon

Duftprofil: Kopfnote; würzig und frisch mit dezenter Fruchtnote, im Hintergrund feine herb-süßliche Akzente

Duftharmonie: Rosmarin, Zitrone, Grapefruit, Litsea, Myrte, Vetiver, Sandelholz, Zeder, Eichenmoos, Galbanum, Elemi, Zypresse, Muskatellersalbei, Lavendel, Lavandin, Tolu, Cistrose, Benzoe, Geranie, Koniferen- und Zitrusöle

Eigenschaften: adstringierend, antiseptisch, beruhigend, tonisierend, nervenstärkend, kräftigend

Verwendung: bei fetter Haut, unreiner Haut, reifer Haut, fetten Haaren, Schuppen, Schuppenflechte, Zellulitis, für belebende Sport-Massageöle, anregende Bade- und Massageöle, in Mischungen für Raumsprays zur Luftreinigung

Allgemein gut verträglich, jedoch nicht für Schwangere geeignet.

Weihrauch arabisch

BOSWELIA SACRA / BOSWELIA CARTERII

Balsambaumgewächs / Burseraceae

Anbaugebiet: Äthiopien / Destillation aus dem Harz

Wichtigste Inhaltsstoffe: Thujen, Pinen, Limonen, Sabinen, Myrcen, Camphen, Phellandren, Terpinen, Copaen, Elemen, Humulen, Gurjunen, Linalool, Terpineol-4, Pinocarveol, Thujon, 1,8-Cineol

Duftprofil: Basisnote; sehr warmer Duft mit deutlich rauchig-harziger Note, angenehm süßlicher Hintergrund

Duftharmonie: Myrte, Myrrhe, Tonka, Zeder, Cistrose, Styrax, Zitrus- und Koniferenöle, Sandelholz, Vetiver, Geranium, Lavendel, Mimose, Neroli, Kampfer, Basilikum, Pfeffer, Zimt

Eigenschaften: entzündungshemmend, adstringierend, antiseptisch, beruhigend, hautpflegend

Verwendung: bei reifer Haut, trockener Haut, entzündeter Haut, trockenen Haaren, in der Duftlampe bei nervösen Spannungen und stressbedingten Beschwerden, für entspannende Bade- und Massageöle

Allgemein gut verträglich.

Weisstanne / Edeltanne / Silbertanne

ABIES ALBA

Kieferngewächs / Pinaceae / Abies

Anbaugebiete: Frankreich, Österreich / Destillation aus Zweigen und Nadeln

Wichtigste Inhaltsstoffe: Pinen, Camphen, Limonen, Myrcen, Sabinen, Phellandren, Terpinen, Caryophyllen, Longifolen, Borneol, Terpineol-4, Bornylacetat, Geranylacetat, Linalylacetat, Citronellylformiat

Duftprofil: Kopf-Herznote; harzig-frischer Duft mit der typischen Würze von Tannennadeln

Duftharmonie: Myrte, Neroli, Cajeput, Galbanum, Cistrose, Lavendel, Rosmarin, Majoran, Koniferen- und Zitrusöle

Eigenschaften: anregend, antiseptisch, durchblutungsfördernd, desodorierend

Verwendung: in Rasierwasser und Deodorant, in Mischungen für Sport-Massageöle, in Saunamischungen und in der Duftlampe in der kalten Jahreszeit, für weihnachtliche Atmosphäre

Das Öl kann bei empfindlichen Personen Hautreizungen auslösen.

YlangYlang

CANANGA ODORATA VAR. GENUINA

Flaschenbaumgewächs / Anonaceae

Anbaugebiete: Madagaskar, Réunion, Komoren / Destillation der Blüten

Wichtigste Inhaltsstoffe: Pinen, Caryophyllen, Cadinen, Farnesen, Humulen, Linalool, Geraniol, Nerol, Farnesol, Eugenol, Paracresylmethylether, Safrol, Methyleugenol, Geranylacetat, Methylbenzoat, Benzylalkohol

Duftprofil: Herznote; exotisch-süßer Blütenduft mit dezent fruchtig-frischen Akzenten, insgesamt weicher, harmonischer Charakter

Duftharmonie: Jasmin, Sandelholz, Rose, Zitrusöle, Zeder, Tonka, Geranium, Rosenholz, Vetiver, Mimose, Cassie, Iris, Tuberose

Eigenschaften: krampflösend, nervenberuhigend und ausgleichend, sehr haut- und haarpflegend, antiseptisch, aphrodisisch, durchblutungsfördernd

Verwendung: allgemeine Haut- und Haarpflege, besonders bei gereizter Haut, fetter Haut, spröder Haut, in Mischungen für die Duftlampe bei stressbedingten Beschwerden und nervösen Spannungen, für erotische Bade- und Massageöle

Allgemein gut verträglich. Das Öl duftet sehr intensiv, deshalb nur gering dosieren.

Ysop kriechender

HYSSOPUS OFFICINALIS VAR. DECUMBENS

Lippenblütler / Lamiaceae

Anbaugebiet: Frankreich / Destillation aus dem Kraut

Wichtigste Inhaltsstoffe: Pinen, Sabinen, Limonen, Myrcen, Phellandren, Terpinen, Bourbonen, Caryophyllen, Humulen, Terpineol-4, Linalool, Myrtenol, Pinocarveol, Viridiflorol, Cuminaldehyd, Pinocarvon, Verbenon, Nerylacetat, 1,8-Cineol

Duftprofil: Kopf-Herznote; frische krautig-würzige Note, klarer, kampferartiger Gesamteindruck

Duftharmonie: Salbei, Lavendelsalbei, Zitrone, Rosmarin, Latschenkiefer, Lavendel, Verbene, Lorbeer, Muskatellersalbei, Myrte, Geranium, Zitrusöle

Eigenschaften: adstringierend, antiseptisch, konzentrationsfördernd, entzündungshemmend, nervenstärkend

Verwendung: bei entzündeter, unreiner Haut, in der Duftlampe für konzentriertes Arbeiten und in Erkältungszeiten

Allgemein gut verträglich. Dies gilt nur für den kriechenden Ysop. Hyssopus officinalis hat einen hohen Gehalt an Pinocamphon (Keton) und kann hautreizend sein.

Zeder / Atlaszeder / Marokko-Zeder

CEDRUS ATLANTICA

Kieferngewächs / Pinaceae / Cedri

Anbaugebiet: Marokko / Destillation der Holzspäne

Wichtigste Inhaltsstoffe: Himachalen, Longifolen, Bisabolen, Himachalol, Atlanton, Himachalenoxid

Duftprofil: Herz-Basisnote; holzig-warmer Duft, dezent herber Charakter mit ganz feiner Süße

Duftharmonie: Rose, Lavendel, Bergamotte, Neroli, Zypresse, Wacholder, Zirbelkiefer, Cistrose, Weihrauch, Rosmarin, Rosenholz, Jasmin, Mimose, Muskatellersalbei, Vetiver, YlangYlang

Eigenschaften: adstringierend, durchblutungsfördernd, antiseptisch, nervenberuhigend, aphrodisisch

Verwendung: bei großporiger, fetter Haut, unreiner Haut, fetten Haaren, Schuppen, Cellulite, in Rasierwasser und Herrenpflege, auf einem Duftvlies gegen Kleidermotten, in Saunamischungen und anregenden Bade- und Massageöle

Allgemein gut verträglich. Jedoch sollten Schwangere das Öl nicht anwenden.

Zirbelkiefer

PINUS CEMBRA

Kieferngewächs / Pinaceae / Pinus

Anbaugebiet: Österreich / Destillation der Zweige und Äste

Wichtigste Inhaltsstoffe: Pinen, Limonen, Caren, Camphen, Terpinolen, Myrcen, Caryophyllen, Bornylacetat

Duftprofil: Kopf-Herznote; frischer holzig-harziger Duft mit feinem rauchigem Hintergrund, wirkt angenehm maskulin

Duftharmonie: Angelika, Litsea, Minze, Lemongras, Zitrone, Orange, Grapefruit, Limette und andere Zitrus- und Koniferenöle

Eigenschaften: antiseptisch, durchblutungsfördernd, konzentrationsfördernd, nervenstärkend

Verwendung: bei schlecht durchbluteter Haut, fetten Haaren, für belebende Sport-Massageöle, in Saunamischungen, für Franzbranntwein, in der Duftlampe für konzentriertes Arbeiten und zur Luftreinigung

Allgemein gut verträglich.

Zitrone

CITRUS LIMON

Rautengewächs / Rutaceae

Anbaugebiet: Italien / Kaltpressung aus den Fruchtschalen

Wichtigste Inhaltsstoffe: Limonen, Pinen, Terpinen, Thujen, Myrcen, Camphen, Sabinen, Caryophyllen, Bisabolen, Geraniol, Nerol, Linalool, Terpieneol-4, Geranial, Neral, Nerylacetat, Geranylacetat, Citronellylacetat, Bergapten, Bergamottin

Duftprofil: Kopfnote; sehr frisches, klares Zitronenaroma, intensiv herbfruchtig, wirkt insgesamt kühl und spritzig

Duftharmonie: Zypresse, Wacholder, Lavendel, Thymian, Koniferen, Myrte, Zirbelkiefer, Neroli, YlangYlang, Rose, Sandelholz, Weihrauch, Kamille, Benzoe, Fenchel, Geranium, Eukalyptus, Eichenmoos, Lavandin, Elemi, Cistrose und andere Zitrusöle

Eigenschaften: adstringierend, antiseptisch, durchblutungsfördernd, adstringierend, leicht beruhigend, nervenstärkend, erfrischend, konzentrationsfördernd

Verwendung: bei fetter Haut, unreiner Haut, großporiger Haut, fetten Haaren, brüchigen Fingernägeln, Couperose, im Deodorant, für erfrischende Sport-Massageöle, in der Duftlampe für konzentrierte Kopfarbeit und zur Lufterfrischung

Zitronenöl ist phototoxisch und darf nicht vor Sonnenbäder und Solariumbesuchen verwendet werden. In Bademischungen sollte es gering dosiert werden, denn es kann bei empfindlichen Personen zu Hautreizungen führen.

Zypresse

CUPRESSUS SEMPERVIRENS

Zypressengewächs / Cupressaceae

Anbaugebiete: Frankreich, Spanien, Marokko / Destillation der Zweige und Zapfen

Wichtigste Inhaltsstoffe: Pinen, Caren, Limonen, Terpinolen, Myrcen, Camphen, Sabinen, Thujen, Caryophyllen, Germacren, Terpineol-4, Linalool, Cedrol, Verbenon, Terpenylacetat, Bornylacetat, Caryophyllenoxid

Duftprofil: Herznote; angenehm würzig mit deutlicher Holznote, etwas herb und leicht rauchig mit maskulinem Charakter

Duftharmonie: Wacholder, Patschouli, Zeder, Kiefer, Lavendel, Mandarine, Muskatellersalbei, Zitrone, Kardamom, Kamille, Cistrose, Moschus, Benzoe, Bergamotte, Orange, Majoran, Sandelholz

Eigenschaften: adstringierend, antiseptisch, entstauend, nervenstärkend, desodorierend

Verwendung: bei fetter Haut, großporiger Haut, fetten Haaren, Schuppen, Couperose, Cellulite, in Deodorant, in der Duftlampe zur Luftreinigung, für belebende Sport-Massageöle, Fußbäder bei brennenden, schwitzenden Füßen

Allgemein gut verträglich.

Literaturverzeichnis

Lexikon der pflanzlichen Öle und Fette, Dr. Sabine Krist, Dr. Gerhard Buchbauer, Carina Lausberger, Springer-Verlag Wien 2008, ISBN 978-3-211-75606-5

Körperpflegekunde und Kosmetik, Sabine Ellsässer, Springer Medizin Verlag Heidelberg 2. überarbeitete und erweiterte Auflage 2008, ISBN 978-3-540-7623-3

Lehrbuch Kosmetik, Grundlagen, Grundstoffe, Grundtechniken, Marie-Claude Martini, Martine Chivot, Gérard Peyrefitte, Hans Huber Verlag Bern 1. Auflage der deutschen Übersetzung aus dem Französischen 2001, ISBN 3-456-83319-9

INCI-Index, Synonym-Lexikon der Kosmetikinhaltsstoffe, Walter Leven, Govi-Verlag 2. Auflage 2000, ISBN 3-7741-0786-6

Cosmetic Ingredients, Beurteilung kosmetischer Inhaltsstoffe, Redaktion: Andrea Lehr, Günter W. Reichelt, Herausgeber: BeautyPerfect AG, Zürich, Herstellung und Verlag: Books on Demand GmbH 4. Auflage 2001 - 2003, Norderstedt, ISBN 3-0344-0233-3

Springer Lexikon Kosmetik und Körperpflege, Marina Bährle-Rapp, Springer Medizin Verlag Heidelberg 3. Auflage 2007, ISBN 13978-3-540-71094-3

Naturkosmetik - Das Praxisbuch, Rita Stiens, Südwest Verlag Ausgabe 1997, ISBN 3-517-07510-8

Kursbuch Kosmetik, Schönheits- und Pflegemittel kritisch geprüft, Rita Stiens, Südwest Verlag Ausgabe 1998,, ISBN 3-517-07604-X

Aromatherapie für Pflege- und Heilberufe, Eliane Zimmermann, Sonntag Verlag 2006, ISBN 3-8304-9114-X

Praxis Aromatherapie Grundlagen, Steckbriefe, Indikationen, Monika Werner, Ruth von Braunschweig, Karl F. Haug Verlag 2006, ISBN 3-8304-7189-0

Produktdatenblätter der Herstellerfirmen Crodarome, Sasol Germany GmbH, Schülke & Mayr GmbH, CPKelko, Evonik Goldschmidt GmbH, Stepan Company, ISP Internatioal, Arch Personal Care Produkts, Kahl GmbH & Co. KG, Deutsche Lanolingesellschaft, Cognis, Merck, Seppic GmbH, Impag, Solabia Group, Fancor Europe, Sophim, Terry Laboratories

Bezugsquellen

Afrika Onlineshop
Neben speziellen Produkten aus Afrika werden native Bio-Pflanzenöle und unraffinierte Sheabutter angeboten.
www.afrikahandel.de

Aroma-Zentrum
Große Auswahl an Hydrolaten und äthrischen Ölen, Pflanzenöle, Basis-Rohstoffe und Zubehör zählen zum Sortiment
www.aroma-zentrum.de

Aromantic
Online-shop in Großbritannien, interessante Rohstoffe, die in Deutschland (noch) nicht verfügbar sind, sichere Bezahlung über PayPal oder Kreditkarte, Lieferzeit nach Deutschland ca. 1 - 2 Wochen
www.aromantic.co.uk/index.htm

Alexmo-Cosmetics
Kosmetikrohstoffe, Zubehör, Duftstoffe, Mineral Make-up und Zubehör
www.alexmo-cosmetics.de

Allerlei Praktisches
Online-shop in der Schweiz, klassische Rohstoffe für Kosmetik- und Naturseifenherstellung, Zubehör, Seifenformen und eine große Auswahl an Parfümölen aus USA, Lieferung auch nach Deutschland
www.allerlei-praktisches.ch

Baccara Rose
Umfangreiches, ständig wachsendes Sortiment kosmetischer Rohstoffe, ätherischer Öle und Pflanzenöle (viele auch in BIO-Qualität), Lieferung in alle EU-Länder
www.baccararose.de

behawe Naturprodukte
Umfangreiches und ständig wachsendes Sortiment kosmetischer Rohstoffe, Verpackungsmaterial, Zubehör und Formen für Seifensieder, Pflanzenöle, ätherische Öle, Parfümöle, einige Rohstoffe gibt es auch als Probiergröße, Lieferung in alle EU-Länder und die Schweiz
www.behawe.com

Cosmopura

Umfangreiches Sortiment an Seifenformen, einige ausgewählte Rohstoffe für die Kosmetik, Verpackungsmaterial, Violettglasflaschen und Zubehör

www.cosmopura.de

Duft & Schönheit

Große Auswahl an Rohstoffen zu Hobbythek-Themen, ätherische Öle, Verpackungsmaterial, Zubehör, Naturkosmetik namhafter Hersteller, Haarfarben, Nahrungsergänzung - einfach alles für Gesundheit, Ernährung und Körperpflege

www.duft-und-schoenheit.de und www.cosmothek.de

Essence pur

Außergewöhnlich große Auswahl an ätherischen Ölen und Hydrolaten, weiterhin Pflanzenöle auch in BIO-Qualität und einige ausgewählte Rohstoffe für Naturkosmetik, Lieferung in alle EU-Länder und in die Schweiz

www.essence.de/de

Gisella Manske

Sehr große Auswahl an Milky Way Seifenformen, Minimolds für Badekonfekt, Seifenstempel, Seifenfarben, Pflanzenöle auch in BIO-Qualität, Buttern und Wachse, einige ausgewählte Rohstoffe für Kosmetik

www.gisellamanske.com

Gracefruit

Online-shop in Großbritannien, große Auswahl an Parfümölen zur Seifenherstellung, Pflanzenöle, ausgewählte Rohstoffe zur Kosmetikherstellung, akzeptiert wird PayPal und Kreditkarte

www.gracefruit.com

Kosmetikmacherei

Online-shop in Österreich, umfangreiches Sortiment kosmetischer Rohstoffe, Pflanzenöle, darunter auch Spezialöle, Farben und Pigmente, Seifenzubehör, ätherische Öle, Parfümöle, Verpackungsmaterial und Zubehör, Lieferung auch nach Deutschland und in die Schweiz

www.kosmetikmacherei.at

Nature

Kosmetikrohstoffe zu Hobbythek-Themen, ätherische Öle, Pflanzenöle, zu den meisten Ölen ist ein Analysezertifikat online verfügbar

www.nature.de

Omikron

Breites Sortiment kosmetischer Rohstoffe, Kosmetikfarben und Pigmente, ätherische Öle und Zubehör, Feinchemikalien, hier finden Sie z.B. auch Ascorbylpalmitat und Niacinamid

www.omikron-online.de

Ölmühle Solling

Reiche Auswahl an Pflanzenölen für Kosmetik und Küche

www.oelmuehle-solling.de

Primavera life

Ätherische Öle, Hydrolate, Naturkosmetik, Duftbrunnen, Duftsteine und Duftlampen

www.primaveralife.com

Pura Natura

Breites Sortimen an Kosmetikrohstoffen zu Hobbythek-Themen, ätherische Öle, Parfümöle, Verpackungsmaterial und Zubehör

www.pura-natura.com

Ronald Reike Spezialversand

Umfangreiches Sortiment an ätherischen Ölen, Hydrolaten und Pflanzenölen, ausgewählte Rohstoffe für Naturkosmetik

www.naturrohstoffe.de

Shea WaLe

Native, traditionell hergestellte Sheabutter aus Ghana, zur aktuellen Charge ist ein Analysezertifikat online verfügbar

www.sheabutter-ghana.de

Spinnrad

Ausgewählte Rohstoffe zu Hobbythek-Themen, Verpackung und Zubehör zur Kosmetikherstellung, Hier können Sie online bestellen oder sich über die PLZ-Suche eine Verkaufsstelle in Ihrer Nähe suchen

www.spinnrad.de

Notizen